RECHERCHES

ANATOMIQUES ET EXPÉRIMENTALES

SUR LES

FRACTURES DU CRANE

PAR LE Dr G. FÉLIZET

Ancien interne des hôpitaux de Paris

AVEC 12 GRAVURES SUR BOIS INTERCALÉES DANS LE TEXTE

ET 13 PLANCHES EN PHOTOTYPIE

PARIS
ADRIEN DELAHAYE, LIBRAIRE-ÉDITEUR
PLACE DE L'ÉCOLE-DE-MÉDECINE

1873

RECHERCHES

ANATOMIQUES ET EXPÉRIMENTALES

SUR LES

FRACTURES DU CRANE

PARIS. — TYPOGRAPHIE LAHURE
Rue de Fleurus, 9

RECHERCHES

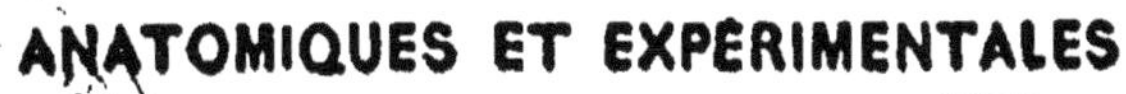

ANATOMIQUES ET EXPÉRIMENTALES

SUR LES

FRACTURES DU CRANE

PAR LE Dr G. FÉLIZET

Ancien interne des hôpitaux de Paris

AVEC 12 GRAVURES SUR BOIS INTERCALÉES DANS LE TEXTE

ET 13 PLANCHES EN PHOTOTYPIE

PARIS

ADRIEN DELAHAYE, LIBRAIRE-ÉDITEUR

PLACE DE L'ÉCOLE-DE-MÉDECINE

1873

A M. DOLBEAU

PROFESSEUR DE PATHOLOGIE CHIRURGICALE A LA FACULTÉ DE MÉDECINE
MEMBRE DE L'ACADÉMIE DE MÉDECINE
PRÉSIDENT DE LA SOCIÉTÉ NATIONALE DE CHIRURGIE
CHIRURGIEN DE L'HOPITAL BEAUJON

MONSIEUR,

En inscrivant votre nom en tête de ce travail, j'oublie l'amitié constante dont vous m'avez honoré, j'oublie les conseils, les encouragements, les services que j'ai reçus de vous, pour me souvenir que c'est auprès de vous que j'ai commencé cette étude d'une question obscure et difficile entre toutes.

Si les pages qui suivent contiennent quelque chose qui ne soit pas indigne de l'attention des hommes compétents, je le dois aux habitudes rigoureuses de votre enseignement, à l'importance que vous attachez aux recherches et aux travaux de l'Amphithéâtre, à votre empressement à chercher parallèlement à la lésion, le symptôme qui en manifeste l'existence et l'indication qui en dirige le traitement, à votre ferme volonté de tout faire concourir, même les ressources scientifiques les plus éloignées en apparence, au progrès de la clinique chirurgicale.

Je remplis un simple devoir d'équité en vous offrant ce mémoire, avec l'expression de mon profond respect et de mon invariable attachement.

GEORGES FÉLIZET.

Demonstratio longè optima est experientia, modo ipso experimento hæreat.

BACON, *Novum organum*, lib. I, LXX.

Dans le cours de l'année 1869, le service de M. le professeur Dolbeau, dont nous avions l'honneur d'être interne, reçut 22 cas de fractures du crâne : c'était une série inespérée, comme on en voit parfois en clinique. Nous avons essayé de tirer parti de l'enseignement dont le hasard nous apportait l'occasion. Plusieurs de nos collègues des hôpitaux prirent la peine, à cette époque, de nous montrer des pièces anatomo-pathologiques qu'ils avaient recueillies. En 1870, MM. Labbé et Tillaux favorisèrent nos recherches avec un empressement et une complaisance dont nous tenons à les remercier publiquement. Enfin, à la suite des armées de Metz, de la Loire, de l'Est, et de l'armée française qui réduisit l'insurrection de la Commune, nous avons pu observer des cas de fractures du crâne par les armes de guerre. Le temps n'était guère favorable aux recherches ; la *besogne* chirurgicale laissait peu de place à l'étude. On a fait ce qu'on a pu.

Les observations anatomo-pathologiques commencées dans un simple but de curiosité, ont pris peu à peu de l'extension. La constatation d'une lésion appelait une expérience ; les essais se sont répétés, et nous avons cru saisir, après un grand nombre de tâtonnements, quelques aperçus nouveaux, capables d'intéresser les hommes curieux de savoir.

Je n'ignore pas quelles difficultés présente la question des fractures du crâne et je crains bien qu'on ne m'accuse de présomption.

Dans les sciences d'observation, on ne sait jamais où les chemins s'arrêtent : on s'engage innocemment dans une recherche, et voici que cette recherche vous entraîne à d'autres recherches auxquelles on ne songeait guère ; le but s'éloigne à mesure qu'on s'avance; les horizons s'élargissent et s'éclairent, et quand on touche à ce que l'on a poursuivi comme le but, l'esprit, distrait par la curiosité qui, d'étape en étape, le poussait en avant, s'étonne de l'étendue du chemin qu'il n'aurait jamais eu la prétention de parcourir.

L'excuse de mon audacieuse entreprise est là tout entière.

Si l'on jette les yeux sur la table des matières, on sera peut-être tenté de me reprocher la méthode que j'ai adoptée.

Je n'ai songé à faire ni une étude de critique ni un travail didactique. C'est aux ouvrages classiques de chirurgie, au Compendium, aux traités de Nélaton et de Follin continué par M. Duplay, qu'il faudra toujours recourir.

Ce mémoire se compose d'une suite de problèmes — plus ou moins bien résolus, en décidér n'est pas mon affaire, — mais d'une série de problèmes qui s'enchaînent et constituent les éléments logiques d'une longue argumentation. J'ai dû m'attacher à l'ordre qui convient à la démonstration des opinions nouvelles, plutôt qu'à l'ordre qui convient à l'exposition des vérités acceptées.

La marche qui a été suivie dans la composition de ce travail représente exactement la suite des difficultés qu'il fallait surmonter. L'anatomie pathologique a été le point de départ. C'est en étudiant les lésions, avec leurs caractères généraux et leurs accidents, qu'on a cru voir que le hasard n'est pas la cause de telle forme de fractures, plutôt que de telle ou telle autre, et qu'au milieu de la multiplicité des détails, l'ordre existe et se trahit par des manifestations qui ne changent pas.

On a cherché dans l'anatomie descriptive la raison de ces manifestations constantes, et on s'est efforcé de contrôler par l'expérience les résultats qui semblaient logiquement atteints.

Quand on a cru avoir mis la main sur une théorie acceptable, c'est encore à l'expérience qu'on a recouru pour l'éprouver. On a tout fait pour la prendre en défaut, cette théorie, on a répété les essais, on a varié les conditions de l'observation sur les différentes régions du crâne, etc.

Enfin on a imposé à cette théorie une dernière épreuve : elle donnait l'explication des faits observés; on a exigé davantage. On a voulu qu'elle permît de reproduire *à volonté* toutes les lésions traumatiques possibles du crâne. La tentative était difficile, et si l'on est arrivé à reproduire souvent à son gré un certain nombre de fractures, les fractures transversales, ou des fractures obliques du rocher, les fractures médiates de l'occipital et des rochers, par exemple, il ne faut pas se dissimuler que l'on ne réussit pas toujours, et qu'il y a dans la conformation du crâne des particularités individuelles qui expliquent pourquoi deux sujets frappés dans des conditions identiques, ne présentent pas nécessairement la même lésion. Il ne faut pas demander à l'expérience ce qu'elle ne peut pas donner : nous nous serions presque défiés de résultats constants et uniformes obtenus par l'expérience sur une partie du corps dans laquelle les accidents de conformation sont chose si commune.

On n'a pas perdu de vue la clinique, on s'en est rapproché autant qu'il était possible de le faire en abordant des questions qui touchent de si près à des problèmes théoriques; on n'a pas oublié que ce travail n'est que la première partie d'une étude sur les *Plaies de Tête*, et qu'il s'adresse à des médecins.

Il y avait un écueil à éviter : c'était d'imposer une forme absolue à des propositions qui, par la nature même de leur objet, sont forcément relatives. J'ai été absolu, et j'ai eu tort; mais j'avais devant les yeux les règles qui s'étaient lentement dégagées de l'étude des faits complexes; les règles m'ont fait oublier des exceptions que j'ai d'ailleurs, il faut le dire, plutôt pressenties, que constatées dans la grande majorité des cas.

Les règles qui président à la production et à l'irradiation des fractures ont été peut-être un peu trop condensées : je ne les ai pas formulées à la légère, et si quelqu'un ne les comprenait pas tout d'abord, je le prie d'y réfléchir à son tour et d'en vérifier l'exactitude. Si je me suis imposé quelque fatigue, je m'en déclare à l'avance récompensé par la peine qu'on voudra bien prendre à contrôler mes essais.

J'ai fait un travail long et, peut-être, bien ennuyeux, mais on reconnaitra qu'il n'est pas un fait obscur que je n'aie essayé d'éclairer par l'expérience, et que si je me suis trompé, j'ai fait du moins tout ce qu'il était en mon pouvoir de faire pour éviter l'erreur.

Ce travail est accompagné de 11 planches obtenues d'après un procédé dont l'application à l'anatomie pathologique est entièrement nouvelle : c'est la *phototypie*. MM. Lemercier et Cie, qui ont rendu à la science de grands services par les belles productions sorties de leurs presses, se sont prêtés avec le plus grand empressement aux essais qu'il a fallu faire avant d'arriver à reproduire des fractures avec l'exactitude de la photographie et les avantages indiscutables des épreuves tirées à l'encre grasse. Nous tenons à les remercier publiquement de leur dévouement, ainsi que M. Ch. Bilordeaux, pour avoir mis à notre disposition leur infatigable patience et leur remarquable talent d'artistes. M. Bilordeaux nous était déjà connu pour avoir travaillé avec son père au grand ouvrage sur les *Espèces antédiluviennes*, que M. Belgrand a publié en 1869 par ordre de la ville de Paris.

Paris, décembre 1873.

G. F.

EXPLICATION DES PLANCHES.

1. *Nous désignerons par les lettres* a *et* b *le premier et le second dessin des planches, en allant de gauche à droite.*

TABLE DES MATIÈRES.

ANATOMIE PATHOLOGIQUE.

CONSIDÉRATIONS ANATOMIQUES.

MÉCANISME DES FRACTURES DU CRANE.

S'il existe en pathologie chirurgicale une question dans l'étude de laquelle on ait abusé de[illegible]èces et des catégories, c'est assurément la question des fractures du crâne : Hippocrate[1] avait admis cinq espèces de fractures, la *Fente*, — la *Contusion*, — l'*Incision*, — l'*Enfonçure* et la *Contre-fente*. Les continuateurs n'ont pas manqué d'en augmenter la liste : à défaut de faits originaux ou d'expériences nouvelles, chaque auteur apportait la contribution d'un mot nouveau ; avec le plus insignifiant détail anatomo-pathologique on constituait une classe inédite : pourvu que le mot vînt du grec et que la mémoire eût une difficulté de plus à vaincre, on croyait avoir fait avancer la science.

On ne s'occupait pas du mécanisme, ou plutôt on ne s'en occupait plus : n'avait-on pas, pour expliquer les fractures qu'on ne voyait pas, la théorie des Contre-coups qui n'attendait plus que la formule mathématique, qu'elle devait recevoir de l'Académie Royale de Chirurgie?

L'*Hédra*, l'*Eccopé*, la *Diacopé*, l'*Aposkeparnismos*, le *Trichismos*, le *Rogma*, l'*Apikima*, la *Thlasis*, l'*Enthlasis*. l'*Ecpiesma*, l'*Engisoma* et la *Camarosis* sont des termes justement

1. De La Vauguion, *Traité complet des opérations de chirurgie*, p. 273, Paris, 1686.

oubliés aujourd'hui. Dionis[1], auquel je les emprunte, les énumère avec défiance et propose de les réduire aux trois genres suivants : l'Incision, la Fente et la Contusion.

Cette division ne devait pas être la dernière : sans parler encore ici des classifications faites au point de vue du mécanisme et de l'action immédiate ou éloignée du traumatisme, nous devons signaler la division en fracture de la Voûte et fractures de la Base du crâne qui resta classique et absolue jusqu'au jour où Aran démontra la solidarité de ces deux parties de la boite osseuse devant le traumatisme et l'immense fréquence des irradiations.

Si l'on étudie les lésions du squelette en elles-mêmes, c'est-à-dire indépendamment de la région intéressée, on se trouve en présence d'une multiplicité de caractères anatomiques extrêmement variables en apparence et difficiles à classer.

Bruns, de Tubingue[2], a essayé de ramener ces lésions à quatre types fondamentaux, qui sont :

1° Les fractures linéaires (*spallbrüche*);

2° Les fractures esquilleuses (*splitterbrüche*);

3° Les fractures à fragments (*stückbrüche*);

4° Les fractures avec enfoncement (*lochbrüche*).

Est-il utile de faire ressortir les graves défauts de cette classification ? Une classification doit reposer sur des caractères plus importants que sur ces détails anatomiques, que l'on peut trouver réunis à l'occasion d'une seule fracture et qui constituent plutôt des *accidents*, que la disposition fondamentale d'une lésion. Il nous a semblé plus logique et plus commode d'étudier simplement deux classes de fractures :

1° *Les fractures à grand fracas;*

2° *Les fractures communes.*

1. *Cours d'opérations*, 1714, p. 411.

2. V. Bruns. *Die chirurgischen Krankheiten und Verletzungen des Gehirns und seiner Umhüllungen* (maladies chirurgicales et blessures du cerveau et de ses enveloppes). Page 279 et suivantes.
Tubingue, 1854.

Les premières ne sont l'expression d'aucun mécanisme particulier; on ne peut les décrire que comme le dernier terme du traumatisme. Comme elles comprennent toutes les lésions possibles réunies, *esquilles*, *fragments*, *défoncements*, *fissures*, *luxation des sutures*, etc., elles ne présentent rien de particulier : le crâne est écrasé, c'est presque là tout ce qu'on peut en dire, quand on en parle d'une manière générale.

Il est possible, sans doute, au milieu de ce fracas, de saisir au passage quelques dispositions pathologiques et d'interpréter certaines lésions, qui empruntent à la violence même de leur production une netteté qu'elles n'ont pas dans les conditions ordinaires; mais, il faut bien le dire, les notions acquises de la sorte peuvent servir à contrôler, elles ne suffiraient pas à créer, une théorie mécanique des fractures du crâne. Nous les étudierons les dernières.

FRACTURES COMMUNES.

Les fractures communes, plus nettes et plus savantes, pour ainsi dire, offrent au chirurgien plus d'intérêt; les symptômes moins confus, la marche moins foudroyante, le diagnostic plus délicat et la guérison moins exceptionnelle, tels sont les caractères frappants de cette classe de lésions. Cette classe comprend :

1° *L'enfoncement circonscrit d'une partie de la voûte ;*
2° *Les fissures.*

ENFONCEMENT CIRCONSCRIT D'UNE PARTIE DE LA VOUTE.

L'enfoncement d'une partie de la voûte crânienne peut porter seulement sur la table externe, *avec intégrité absolue de la table interne*. La portion ainsi déprimée présenterait une surface de un à trois centimètres au maximum; elle ne saurait, on le comprend, dépasser ces dimensions, sans que la lame vitrée se déprime et se brise à son tour.

Cet enfoncement partiel, que l'on ne produit que très-difficilement à l'amphithéâtre et dont, sans aucun doute, les auteurs ont exagéré la fréquence, est bien moins fréquent que l'enfoncement total. Il suppose, bien entendu, l'application du choc sur les points où le diploé existe, il suppose en outre que le diploé présente une épaisseur considérable; cette double condition explique la rareté de l'accident et les insuccès de l'expérience.

L'enfoncement total d'*une seule pièce* est vraisemblablement fort rare, si toutefois il existe avec tous les caractères que lui attribuent les auteurs.

L'enfoncement *en plusieurs pièces* est, certainement, le plus fréquent; sur la pièce de la fracture n° 24, coup de feu, on peut constater la disposition suivante :

Le frontal est enfoncé à gauche en avant de la région pariétale à quatre centimètres et demi de la suture fronto-pariétale, à cinq centimètres de la ligne médiane. La table externe présente deux fragments semi-circulaires à convexité antérieure et postérieure infléchis vers la cavité crânienne en forme de soupapes et séparés l'un de l'autre par un trait rectiligne de trois centimètres de long.

La table interne est brisée assez nettement en deux fragments rectangulaires adossés à la manière des deux *côtés* d'un toit et soutenu en avant et en arrière par deux fragments quadrangulaires dont la base répond à la voûte crânienne. Malgré ce défoncement, qui réalise une saillie de plus de huit millimètres en dedans, la juxtaposition des lames est assez nette pour ne laisser écouler que goutte à goutte l'eau versée dans le crâne.

On ne trouve aucun trait d'irradiation vers la base du crâne.

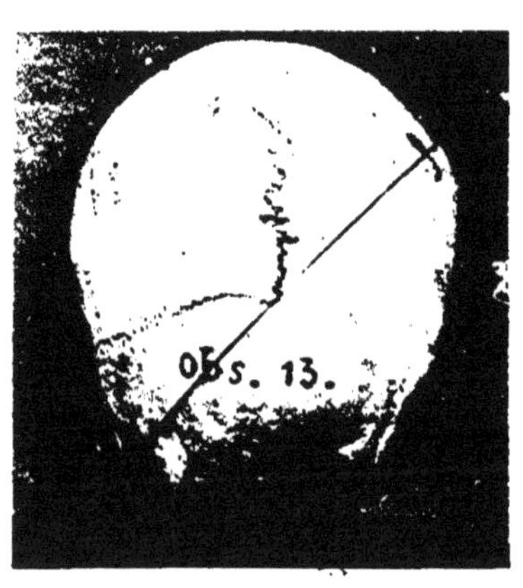
Obs. 13.

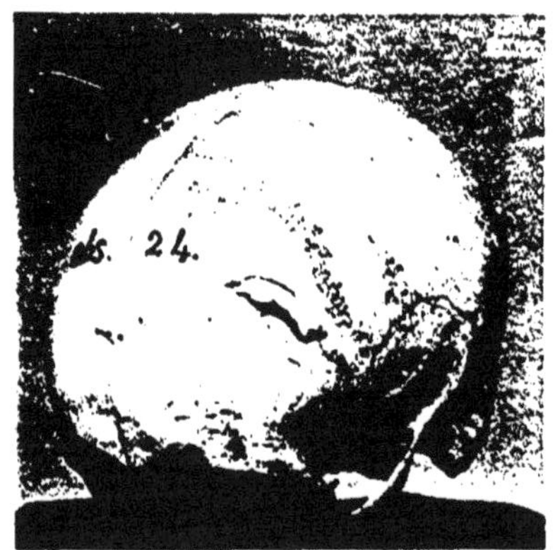
24.

L'observation n° 13 nous fournit l'exemple d'un enfoncement d'une forme différente, à la suite d'un coup de pied de cheval en avant du vertex.

A égale distance de la suture fronto-pariétale et de la lambdoïde, le pariétal droit est enfoncé dans sa partie adjacente à la suture sagittale; cette dernière est elle-même disjointe dans toute sa partie antérieure, l'écartement des dentelures n'est pas moins de un millimètre. Pl. 10.

La table externe, cambrée en partie, constitue une sorte de gouttière obliquement dirigée en avant et à gauche. Cette gouttière est limitée en dedans par la sagittale disjointe, en dehors par une double ligne de fractures au-dessous de laquelle elle est déprimée; en arrière elle se continue de plain-pied avec le pariétal, suivant une surface intacte de la table externe.

En dedans on trouve, sur les limites mêmes des désordres extérieurs, la table vitrée brisée, formant une pyramide irrégulière à quatre pans inégaux, dont le sommet marque bien une saillie de quinze millimètres. Ce sommet correspond au tiers supérieur du défoncement de la table externe.

Aucun trait d'irradiation vers la base du crâne.

L'observation n° 19 nous montre, chez un jeune maçon de vingt et un ans, blessé au pariétal droit par un morceau de brique tombé du cinquième étage, un enfoncement plus étendu.

L'enfoncement n'a pas moins de huit centimètres de long sur quatre de large; il intéresse la partie antérieure du pariétal et la partie supérieure du frontal. La présence de la suture n'a nullement modifié le caractère de la blessure.

Un fragment central de 5 centimètres de long, enfoncé de près de 2 centimètres, vers lequel s'inclinent deux minces fragments, l'un du haut, l'autre du bas du pariétal; entre un de ces fragments, le supérieur, et le fragment central sur lequel la partie de suture fronto-pariétale est intacte, une poignée de cheveux se trouve pincée.

Les désordres de la table interne sont relativement peu considérables; 6 ou 8 petits fragments irréguliers et très-cohérents dépassent à peine les limites des désordres de la table externe.

La poignée de cheveux fait, sous la voûte, une saillie de près de 1 centimètre. M. B. Anger, chargé momentanément du service de M. Dolbeau, n'a pu l'arracher pendant la vie.

Nous renouvelons à l'amphithéâtre les efforts de relèvement qui ont été faits avec un élévatoire et un pied de biche par le chirurgien sur les fragments enfoncés, mais sans succès, tant l'engrènement est solide.

Pas d'irradiation à la base du crâne.

Le musée Dupuytren possède un certain nombre de pièces curieuses d'enfoncement du crâne.

N° 36. Rossignol[1].

A la suite d'enfoncement allongé (4 centimètres du grand axe) du pariétal contre la branche droite de la suture lambdoïde; le bord de l'occipital est un peu enfoncé. Le délabrement de la table interne correspond aux limites de l'enfoncement apparent au dehors. Les fragments de cette table constituent une pyramide irrégulière faisant une saillie de environ 1 centimètre en dedans.

Cause. Chute d'une force de 8 kilog. tombant de 4 mètres. Soit une vitesse de 15 mètres.

Pas d'irradiation.

N° 20. Desault. Fracture de la voûte du crâne avec un enfoncement du frontal gauche de 3 centimètres environ de diamètre, en dehors de l'apophyse orbitaire externe et au-dessus de l'articulation fronto-sphénoïdale qui est intacte. Perte de substance de l'étendue d'une pièce de 2 francs.

Pas d'irradiation.

N° 48. Desault. Ancien enfoncement guéri de la région fronto-pariétale droite. Dépression circulaire de 64 millimètres de diamètre au-dessus de la suture sphéno-fronto-pariétale. La grande aile du sphénoïde a tenu bon.

Pas d'irradiation.

Je ne parle pas des enfoncements de la voûte que l'on observe à la suite de la pénétration d'une balle dans la tête; car ce serait forcer les analogies que d'en faire des fractures de la voûte. Ces cas cependant, ainsi que ceux que nous venons de relater, présentent une particularité digne d'attention : c'est la localisation des lésions osseuses à la partie enfoncée, et l'absence d'irradiation vers la base, quand cet enfoncement n'excède pas une certaine surface. Cette absence d'irradiation est si habituelle dans les cas de ce genre, qu'on peut la considérer comme une règle et que nous avons vu le professeur Dolbeau, sur un sujet atteint d'enfoncement d'un des pariétaux, nier l'existence d'une fêlure de la base, malgré l'apparition des signes principaux de la fracture parallèle à l'axe du rocher par ce fait seul qu'un enfoncement existait. (Obs. 13.)

Les enfoncements sont des accidents qui se présentent assez rarement à nous dans les hôpitaux de Paris : aux 24 cas qui

1. *Bulletin de la Société anatomique*, 1836, p. 153.

se sont rencontrés, en deux années, à Beaujon et à Saint-Antoine, nous trouvons les causes suivantes :

14 précipitations.
6 chutes de la hauteur du sujet.
2 coups de pied de cheval.
1 coup de brique.
1 coup de marteau.

Je n'ai trouvé d'exemple d'enfoncement bien net que dans les quatre derniers cas.

Les armes de guerre sont une cause autrement efficace d'enfoncement.

La production du coup sur un point entièrement limité, la vitesse extrême du projectile et surtout la *brusquerie* du choc qui en est la conséquence, sont des conditions tout à fait propres à donner lieu à des enfoncements. Une balle, comme celle du fusil Dreyse, qui parcourt ses 150 premiers mètres en 39 centièmes de seconde et qui possède une vitesse de 387 mètres à la seconde au bout du canon; une balle comme celle du chassepot, qui parcourt ses 150 premiers mètres en 0 seconde 34 et qui possède une vitesse de 441 mètres au bout du canon ; — un éclat d'obus qui est projeté par le fait de l'explosion avec une vitesse évaluée à 100 mètres à la seconde, vitesse qui s'ajoute à celle que pouvait posséder le projectile au moment où il a touché le sol, ce sont là des agents traumatiques dont les effets doivent différer de ceux qui résultent des accidents ordinaires.

Il est vrai que le mouvement des projectiles est uniformément retardé et que la balle Dreyse qui a parcouru la première distance en 0 seconde 39 met 1 seconde 59 à parcourir 450 mètres, et que la balle du chassepot met 1 seconde 42 à parcourir la même distance.

Nous verrons, en étudiant le mécanisme des fractures du crâne en général, comment cette vitesse d'attaque et cette faible surface du projectile expliquent pourquoi ces enfoncements ne s'accompagnent qu'exceptionnellement d'irradiations à la base, et que les chances d'irradiation augmentent à mesure que ce projectile arrive à la fin de sa course, en sorte qu'une balle morte, frappant le vertex peut produire une fracture irradiée à la base, au rocher et au sinus sphénoïdal, par exemple (Obs. n° 28).

FISSURES.

Les fissures, désignées aussi souvent sous le nom de *fêlures*, du crâne ont été divisées en fissures *complètes* ou *incomplètes* ; — en fissures *Limitées*, *Prolongées* ou *Irradiées* ; — enfin en fissures *Simples*, *Étoilées*, *Rameuses* et *Multiples*. On pourrait ajouter en fissures *Rectilignes* et *Curvilignes*.

La fissure *Incomplète* n'intéresse qu'une des deux tables de la voûte crânienne : c'est le plus souvent la table externe qui est divisée. Il va de soi que cette variété de fêlure n'est possible que dans les parties de la voûte régulièrement pourvues de diploé.

La fissure est *complète* quand les deux tables de la voûte sont divisées : c'est le cas de l'immense majorité de ces fractures.

Nous avons observé, en 1866, dans le service de M. le professeur Gosselin, une variété exceptionnelle de fissure participant à la fois des caractères de la fissure complète et de la fissure incomplète : complète en ce sens, que les deux lames d'un des pariétaux, le droit si je m'en souviens, étaient fêlées; — incomplète en ce que les deux traits ne se correspondaient pas dans leur direction et étaient perpendiculaires l'un à l'autre.

C'est une forme des plus insolites et qui n'intéresse que par sa rareté même.

FISSURES LIMITÉES.

Les fissures complètes peuvent être limitées au point percuté, elles peuvent se prolonger jusque vers le milieu de la base du crâne. Les fissures limitées consistent parfois en une simple ligne de félure, ligne tellement fine qu'elle peut passer inaperçue au milieu d'une surface dénudée, et pour la constatation de laquelle les anciens conseillaient de noircir l'os avec de l'encre et d'en ruginer la surface. L'encre pénétrant dans la félure en rendait l'existence apparente.

Tantôt ces formes de fractures limitées sont simples : c'est un trait rectiligne, quelquefois courbe, rarement sinueux. Tantôt elles consistent en une série de traits rectilignes partant d'un centre commun : ce sont les fractures *étoilées*. A l'amphithéâtre on peut produire quelquefois une étoile presque parfaite ; en clinique il est rare que les traits soient réguliers, souvent un de ces traits est plus accentué, plus épais que les autres, et constitue l'origine d'une félure irradiée vers la base ; c'est un signe souvent utile pour le diagnostic.

Ces fissures, alors même qu'il était démontré qu'elles ne s'irradiaient pas, préoccupaient vivement les anciens chirurgiens et les hommes de l'Académie royale de chirurgie : c'était à l'époque où l'on ne voyait partout que contre-coups, lésions latentes, fracas de la lame vitrée, etc., et où la plupart des *cas douteux*[1] eux-mêmes étaient justiciables du Trépan.

L'expérience de la chirurgie civile actuelle a autorisé nos maîtres à regarder, comme exagérées, ces inquiétudes relatives à un grand fracas concomitant de la lame vitrée du crâne.

La chirurgie des armées semblerait justifier ces craintes.

1. Quesnay, *Sur le Trépan dans les cas douteux*. Mémoires de l'Académie Royale, t. I, p. 188.

M. le docteur Isnard, médecin principal de l'armée, chirurgien en chef des ambulances du Polygone de Metz, nous a montré plusieurs fois, en pratiquant des trépanations, des désordres étendus de la table interne qu'il avait diagnostiqués, et qui coïncidaient avec une fêlure limitée ou une lésion simple en apparence de la région pariétale. Que la cause de ce fait réside dans la brusquerie du choc ou dans quelques autres conditions du traumatisme, c'est un point que nous discuterons plus loin[1]; nous devons dire ici que les désordres étendus de la table interne nous ont paru coexister surtout avec une fissure *étoilée* ou avec une petite fissure *curviligne*, bien plus souvent qu'avec une longue fêlure simple et rectiligne.

Observation 23. Ambulances du polygone de Metz, 1870.

C..., soldat du 95e de ligne, 1er bataillon, 1re compagnie, reçoit le 31 août au combat de Servigny, près Metz, un coup de feu ou un éclat de pierre; il ne fournit aucun renseignement sur ce sujet. Fêlure *curviligne* du pariétal gauche.

La courbe appartient à un rayon de 15 millimètres, elle est régulière et se continue en bas par deux traits rectilignes qui complètent une sorte de cap arrondi.

Pas d'accident de compression ni de contusion. Le trait est fin comme un cheveu.

Mort le 12 septembre, de méningite.

La lame vitrée est brisée : les éclats se sont agglomérés sous la forme d'une pyramide faisant une saillie de 1 centimètre, dont le sommet répond à l'extrémité de la courbure et dont la base s'étend sous la partie du crâne demeurée intacte en apparence.

Pas d'irradiation.

Le musée Dupuytren possède, n° 28, une pièce de M. Brissey tout à fait analogue.

Fêlure semi-ellipsoïdale du frontal, à convexité antérieure, à droite de la ligne médiane : la lame vitrée est brisée en deux fragments rectangulaires réguliers qui forment un angle de 120 degrés à peu près, et dont l'arête de jonction est antéro-postérieure, coupant par conséquent la corde de la fêlure courbe visible au dehors.

Pas d'irradiation.

1. Voyez page 132.

Nous devons rapprocher de ces exemples une pièce extrêmement rare, due à M. Denonvillers et inscrite sous le n° 39 *a*[1].

C'est une fracture de la table interne du pariétal droit sans lésion de la table externe : un fragment presque carré de cette lame est complétement détaché du diploé. La cause de la blessure est un coup de feu tiré de haut en bas, d'une des fenêtres de la caserne de Reuilly en 1848.

Saucerotte[2] cite un fait qui paraît être analogue au précédent. « Tulpius (*Obs. med., lib.* I, *cap.* 1) rapporte, dit-il, qu'un homme ayant reçu un coup de fusil à la tête fut trépané aussitôt, mais inutilement, puisqu'il mourut six jours après. A l'ouverture du crâne on trouva la table interne fendue en plusieurs endroits, quoique l'externe ne le fût dans aucun. »

FISSURES IRRADIÉES.

La fissure qui est à peu près rectiligne, dépasse dans la majorité des cas la limite de la région blessée et se porte vers la base du crâne. Dans ce trajet, tantôt elle est simple, tantôt elle pousse des ramifications dichotomiques, dans quelques cas enfin, elle fait des esquilles ou même s'accompagne d'une fissure plus ou moins parallèle à la fêlure mère, capable d'isoler à la manière d'un séquestre, une portion d'os, le sommet du rocher du reste du crâne, par exemple. M. Gellé a présenté à la Société anatomique, en 1861[3], un bel exemple de cette curieuse disposition.

Nous chercherons, en étudiant le mécanisme des fractures du crâne, la raison des bifurcations, des esquilles, des doubles

1. *Compendium de chirurgie*, t. II, p. 573.
2. *Prix de l'Académie de chirurgie*, t. IV, p. 415.
3. *Bulletin de la Société anatomique*, t. XXVI, p. 14.

traits, etc., etc. Quoi qu'il en soit, il est bon d'examiner ici le trait de félure en lui-même, c'est-à-dire l'écartement qu'il présente, — la direction qu'il suit — et la manière dont il se comporte avec les sutures et les os.

Écartement.

Les bords d'une fissure sont ordinairement accollés. L'écartement, quand il existe, est très-variable : la minceur de l'os, la violence du traumatisme et la *longueur* de la félure sont des conditions qui coïncident d'ordinaire avec un écartement considérable. Dans une des observations de M. Gellé[1], la mensuration a été faite sous les yeux de M. le professeur Laugier : elle était de 1 ligne 1/2 environ. La fracture du sujet de l'observation n° 8 (de la bosse pariétale droite au trou déchiré antérieur. Planche 9 *a* et *b*), présentait au niveau du feston de l'écaille du temporal, un écartement maximum de 1^{mm},1. Si l'on excepte les fractures à grand fracas, on remarquera qu'un écartement plus considérable est tout à fait exceptionnel.

Cette question de l'écartement n'est pas sans importance : si l'existence d'un écartement témoigne d'une violence plus intense dans le traumatisme et trahit une sorte de déplacement des points de soutien invariables du crâne, elle établit d'autre part une communication assez directe entre l'épanchement sanguin sous-jacent à la dure-mère, et l'épanchement sanguin sous-jacent au péricrâne, communication qui permettrait de refouler le liquide d'un foyer dans l'autre, à la manière du contenu d'un bissac. Cette disposition, qui associe l'évolution des deux épanchements, présente plus d'inconvénients que d'avantages. On comprend, en effet, que si un vaisseau important du péricrâne est blessé, le sang qu'il

1. Gellé, loc. cit.

donne, puisse affluer dans le crâne à travers la fissure et ajouter à la gravité de la compression.

Si l'incision des épanchements sanguins préconisée et pratiquée systématiquement par les anciens maîtres[1], préoccupés avant tout des dangers de la compression cérébrale, si cette incision présentait des dangers, on doit reconnaître qu'elle avait pour résultat d'empêcher la compression progressive de l'encéphale dans les cas de fêlure avec écartement, mais qu'elle était inutile dans les cas de fêlure simple et qu'elle avait l'inconvénient irrémédiable de mettre en contact avec l'air un foyer de fracture.

Est-il besoin de signaler les obstacles que peut apporter à la consolidation l'écartement des surfaces osseuses[2] et l'existence d'une nappe sanguine qui en empêchent l'adhésion immédiate?

Disjonction des sutures.

L'opinion de Galien, que les sutures sont un obstacle à l'extension d'une fracture du crâne, n'était pas soutenable; les faits lui donnent tous les jours un démenti; mais ce serait tomber dans l'excès contraire que d'affirmer que les sutures n'ont *jamais* d'influence sur la direction d'une fracture du crâne.

Dans les observations n°s 2, 4 et 11 (*fracture transversale du rocher*), la fêlure, qui commence vers la partie moyenne du pariétal, s'arrête au niveau de la suture squammo-pariétale, qui est disjointe dans un espace de 4 millimètres et se continue verticalement dans l'écaille, décrivant ainsi un Z dont le trait moyen serait constitué par la disjonction de la suture.

1. J. L. Petit, *Œuvres chirurgicales*, t. I, p. 38 · Quesnay, loc. cit. — Malaval, *Mém. de l'Acad. royale de Chirurgie*, t. I, p. 208.
2. Richet, *Anatomie médico-chirurgicale*, p. 259.

Sur la pièce de l'observation n° 10 (voyez pl. 6. *a.*), voici ce qu'on peut observer : une fêlure émanant de la région latérale gauche du vertex coupe d'arrière en avant le pariétal de ce côté, atteint la suture fronto-pariétale à 3 centimètres de la ligne médiane ; à partir de ce point, la suture se disjoint dans toute son étendue à droite, mais il se détache en avant un trait qui coupe le frontal presque parallèlement avec le trait initial, dont il semble être la continuation indirecte.

Le musée Dupuytren possède plusieurs pièces analogues.

N° 37. Larrey.

Fracas sur la partie *gauche* du frontal, disjonction de la suture fronto-pariétale à gauche, se continuant, sans dépasser la ligne médiane, avec la suture sagittale du milieu de laquelle se détache une fêlure qui coupe obliquement le pariétal *droit*.

N° 36. Larrey[1].

Fracture à grand fracas de l'occipital. Disjonction de la suture sagittale à 4 centimètres en avant de la suture lambdoïde. Il existe à la partie *antérieure* de la suture sagittale un os wormien que respecte la disjonction, en se continuant sur toute la suture fronto-pariétale droite.

N° 38. Desault.

Grand fracas du front. Disjonction de la suture sagittale dans toute son étendue. Il existe un os wormien occipito-pariétal, un peu à gauche du sommet du lambda. La disjonction le respecte, intéresse une petite partie de la branche droite du lambda et se perd sur l'occipital, on ne sait où, car la voûte seule du crâne est conservée.

Quelles que soient les conditions dans lesquelles on l'observe, la disjonction des sutures est un accident anatomo-pathologique assez rare ; dans aucun cas il ne s'observe jamais isolément ; il coexiste *toujours* avec une fracture et témoigne d'une violence extrême dans le traumatisme. Rare dans les fractures produites par une chute simple sur le sol, la disjonction est fréquente avec les fractures à grand fracas et avec les enfoncements limités produits par les armes à feu sur la voûte crânienne au voisinage des sutures (voir pl. 6. *a.* et pl. 10. *a.*), sur-

1. *Mémoires de chirurgie militaire*, IV, 217.

Pl. 6

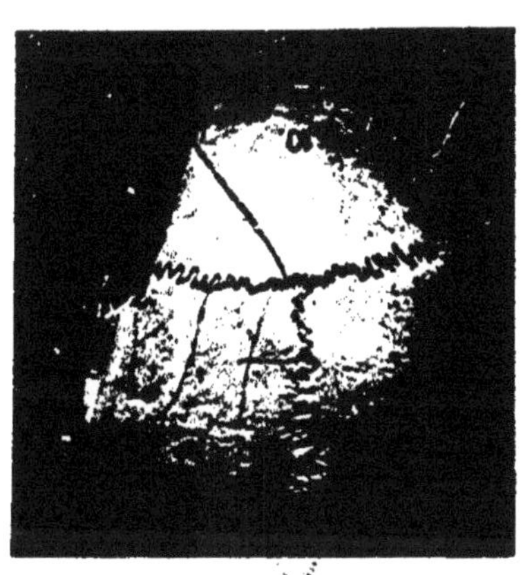

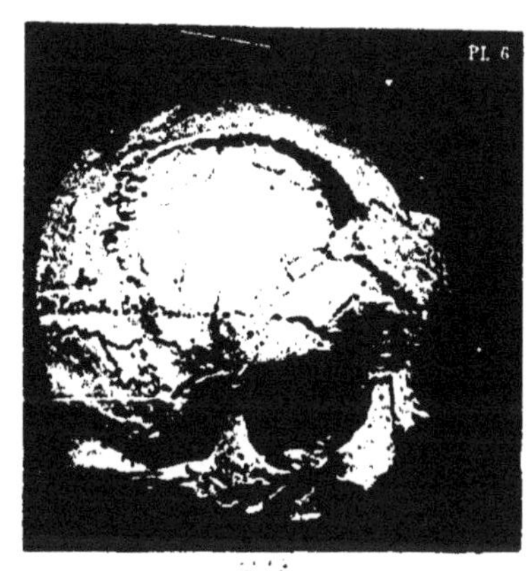

tout lorsque le projectile est à la fin de sa course, ou que frappant très-obliquement la surface du crâne, ainsi qu'on le verra plus loin, une faible partie de la force agit dans le sens de la normale de la voûte.

Cette luxation des os de la tête est exclusivement propre à l'adulte, est-il besoin de le dire? Chez l'enfant, il n'y a pas encore, à proprement parler, de sutures, et chez le vieillard l'union des os est devenue tellement intime que la suture n'existe plus. Il faut, pour que la désunion des dentelures osseuses s'opère, que la suture réunisse ces qualités de souplesse et de résistance qui n'appartiennent qu'à l'âge mûr.

Morgagni[1] a cependant noté une disjonction chez un enfant de six ans. En admettant que le fait soit exact, ce que les renseignements incomplets de l'observateur ne nous permettent pas d'admettre, il serait tellement exceptionnel, que nous sommes autorisés à n'en tenir aucun compte.

Sur 78 fractures du crâne qu'il a observées, Prescott Hewet[2] a rencontré 14 fois des disjonctions portant au moins sur deux sutures différentes. Ces 14 cas comprennent 20 luxations; en voici l'ordre de fréquence :

La suture coronale a été trouvée luxée		7 fois.
—	lambdoïde	6 —
—	sagittale	4 —
—	temporo-pariétale.	1 —
—	sphéno-pariétale	1 —
—	pétro-occipitale.	1 —

Les auteurs du *Compendium* ont admis un ordre de fréquence qui diffère notablement du précédent, mais qui re-

1. Lettre 51, art. 28.
2. Holmes, *System of Surgery*, II, p. 130.

pose, il faut le dire, sur un nombre plus restreint d'observations :

La suture	temporo-pariétale était luxée	4 fois.
—	lambdoïde	3 —
—	coronale	2 —
—	sagittale	1 —

Direction.

Aran[1], dont l'admirable Mémoire doit être constamment sous les yeux de ceux qui osent encore aborder le sujet des fractures du crâne, Aran avait formulé, entre autres, les lois suivantes :

Les fractures de la Voûte gagnent ordinairement par irradiation la Base du Crâne;

Ces fractures arrivent à cette base par le chemin le plus court, c'est-à-dire en suivant la courbe du plus court rayon.

Aran, nous le voyons bien, avait en vue les fractures ordinaires, celles de ses expériences cadavériques, celles que l'on rencontre souvent en clinique et qui consistent en une fracture de l'orbite à la suite d'une violence *directe* sur la région frontale; en une fracture de l'étage moyen parallèle au bord antérieur du rocher à la suite d'une violence *directe* au-dessous du vertex ou sur le vertex même; en une fracture de l'occipital, gagnant le trou occipital, à la suite d'une violence *directe* en arrière du sinciput. Nous ne devons pas encore parler ici des faits cliniques et des expériences qui mettent en lumière l'influence de l'obliquité et du point d'application de l'agent traumatique; nous devons seulement appeler l'attention sur quatre de nos pièces sur lesquelles la fêlure

1. *Recherches sur les Fractures de la Base du Crâne*. Archives de Médecine, 1844, p. 200.

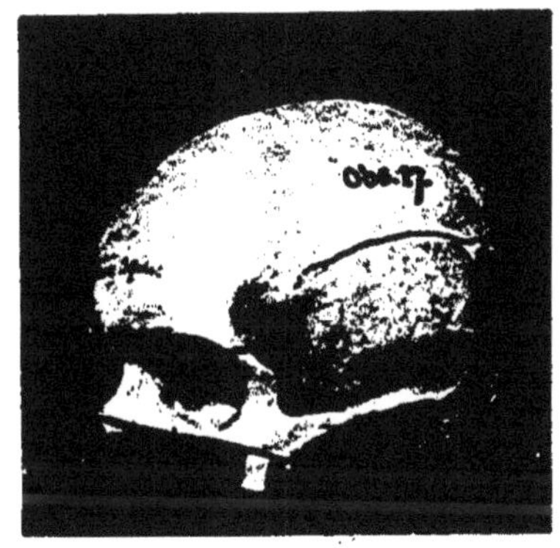

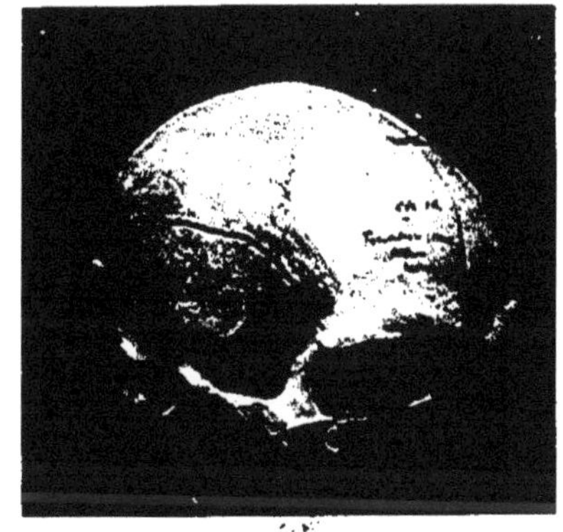

n'a pas gagné la base par le plus court rayon. (Voyez planches 7 et 8. *a. a. b. b.*)

Cette loi posée par Aran, nette et précise comme un théorème, a, comme on le verra, le grave défaut d'être absolue.

Si la direction que prennent les fêlures en s'irradiant n'est pas aussi uniforme que le croyait cet excellent observateur, ce n'est pas à dire qu'elle soit arbitraire. Soit qu'une fêlure se perde dans un des étages de la base du crâne, soit qu'elle en dépasse les limites, l'étude attentive des faits nous permet d'induire les règles suivant lesquelles l'irradiation a lieu ; elle nous apprend quelles parties le trait intéresse, quelles parties il épargne, lorsque la fracture passe de l'étage antérieur dans l'étage moyen, ou de ce dernier dans l'étage postérieur.

Nous avons résumé, dans les pages qui suivent, nos observations et les faits qui ont trait à l'anatomie pathologique des fractures du crâne.

FRACTURES DU FRONT.

Fait n° 20. Service de M. Ad. Richard. Beaujon, 1869. (Pl. n° 4.

Femme de 33 ans, crâne assez mince. Chute du haut d'une chaise sur le sol.

Choc sur la partie droite du front ; petite plaie à la racine des cheveux, près de la ligne médiane.

Fêlure simple, capillaire, descendant parallèlement à la ligne médiane jusqu'à l'arcade orbitaire, qui est divisée au niveau du trou sus orbitaire. Le trait coupe d'avant en arrière l'étage antérieur à un centimètre en dehors de la lame criblée et se perd dans la partie la plus large de la fente sphénoïdale, après avoir traversé le trou optique.

Observation n° 32. Service de M. Dolbeau, Beaujon, 1869.

5° Pavillon, 12.

Femme de 29 ans. Crâne très-épais et peu volumineux. Chute du troisième étage. Le choc porte à droite de la partie médiane du front, à 3 centimètres au-dessus du sourcil. Enfoncement léger de toute la partie du frontal située entre la grande aile du sphénoïde et l'angle antérieur du pariétal d'une part, et de la bosse nasale d'autre part; enfoncement circonscrit par une ligne courbe de laquelle se détache une félure oblique qui s'arrête à 2 centimètres en avant de la suture sagittale sur la ligne médiane. Les désordres s'arrêtent contre la partie supérieure de la *grande aile du sphénoïde qui est intacte*. La bosse nasale est félée par trois petites fissures tout à fait superficielles (Pl. n° 5, *a*.).

Le plafond de l'orbite est brisé comminutivement; le trait le plus postérieur se perd sur la ligne médiane dans le sinus sphénoïdal.

Le défoncement du front ne dépasse pas en dedans les limites de l'apophyse crista-galli : il est bordé dans la plus grande partie de son pourtour par une bande mince de la lame vitrée régulièrement soulevée comme le côté d'une toiture.

Observation 33. (Pl. n° 6, *b*.) *Pièce recueillie par M. le docteur Leroux, de Versailles.*

Jeune homme de 20 ans. Chute du 2ᵉ étage. Le choc porte sur la région fronto-pariétale droite. Large enfoncement circulaire de près de 7 centimètres de diamètre, au-dessus de la *grande aile du sphénoïde*, *qui est intacte*, et en arrière de l'apophyse orbitaire externe, fracture de l'étage antérieur, luxation d'un fragment en dehors de la bosse nasale.

Nous reviendrons plus tard sur l'examen de cette pièce qui est pleine d'intérêt au point de vue de la consolidation de la fracture.

Musée Dupuytren, n° 32. Bouchacourt (*Bull. de la Soc. anat.*, 1838, *p.* 13).

L'explosion d'une boîte d'artifice a enlevé toute la partie gauche du front, *en dehors de la bosse nasale* qui est demeurée intacte, la grande aile du sphénoïde est également intacte, à l'exception de sa partie supérieure qui a été écornée, par suite de l'enlèvement complet de l'apophyse orbitaire externe.

Musée Dupuytren, 51a. Pasquier, sous le titre de : « *Fractures multiples des os propres du nez et de la mâchoire inférieure.* »

C'est, à proprement parler, une fracture du crâne : les os propres du nez sont écrasés, la mâchoire inférieure est brisée, mais ce ne sont là que des accidents accessoires à côté des lésions de la boîte osseuse.

A 2 centimètres au-dessus de l'arcade orbitaire droite on observe une étoile de fêlures, avec défoncement. Une de ces fêlures, plus accentuée que les autres, coupe le trou sus-orbitaire, traverse d'avant en arrière le plafond de l'orbite, divise le sinus sphénoïdal et se perd dans le trou déchiré antérieur.

Musée Dupuytren, nº 50. Petit, chirurgien à Corbeil. — « *Fracture de la partie du coronal qui s'articule avec les os propres du nez.* »

C'est une fracture rameuse qui divise toute la partie médiane du front, située entre les deux trous sus-orbitaires. Les *fêlures qui occupent la ligne médiane* sont manifestement superficielles; les fêlures les plus externes coupent la branche montante du maxillaire supérieur, complétement à gauche, incomplétement à droite.

Musee Dupuytren, nº 42. Jobert de Lamballe. — « *Fracture triple du frontal de l'ethmoïde et de l'unguis.* »

Une fêlure descendant suivant la ligne médiane se *bifurque au-dessus de la Bosse nasale* en deux traits inégaux. Le trait droit est superficiel, le trait gauche coupe l'arcade orbitaire, le sinus frontal qui est très-développé, et rejoint la lame criblée; cette dernière est entièrement défoncée.

Pièce nº 26. Fracture du front et de l'étage moyen. Service de M. L. Labbé. Hôpital Saint-Antoine, 1870. (Pl. nº 3. *b.*)

Choc sur la partie antérieure et supérieure du frontal droit.

Un trait vertical descend parallèlement à la ligne médiane et coupe, *en dehors de la Bosse nasale*, le sinus frontal droit qui est très-volumineux.

Ce trait se poursuit à travers le plafond de l'orbite, il traverse la fente sphénoïdale, divise d'avant en arrière le sinus du sphénoïde en détachant la grande aile de cet os, en dedans de son insertion sur le corps ; il se perd dans le trou déchiré antérieur.

Observation nº 9 Service de M. Dolbeau. Hôpital Beaujon, 1869. Fracture à grand fracas du front (Pl. nº 3, *b*.).

1er Pavillon, 2.

Chute du 6e étage. Choc sur le front. Crâne extrêmement épais.

Défoncement, sans irradiation vers le vertex, de la partie droite du front : le sinus frontal droit et la fosse nasale sont défoncés, jusqu'à la partie moyenne du sinus frontal gauche qui est ouvert. Le plafond orbitaire du côté droit est détruit. L'os malaire est arraché.

Au milieu de cet effroyable dégât, on trouve *la grande aile du sphénoïde* à sa place; *elle est intacte;* son arête antérieure est seule émoussée ; la suture sphéno-temporale est peut-être un peu écartée (?)

Observation nº 10. Service de M. Dolbeau. Hôpital Beaujon. 1869 (Pl. nº 3, *a*.). *Fracture à grand fracas du front.*

Chute du 5e étage. Choc sur la partie supérieure gauche du front. Crâne très-épais. Défoncement de tout le côté gauche de la partie antérieure de la boîte crânienne. Une fêlure part de la région latérale gauche, coupe d'arrière en avant le pariétal de ce côté et atteint la suture fronto-pariétale à 8 centimètres de la ligne médiane.

A partir de ce point la suture se disjoint dans toute son étendue à droite, mais il se détache de cette disjonction un trait qui coupe en avant le frontal, presque parallèlement avec le trait initial, dont il semble être la continuation indirecte.

Au milieu de ce délabrement *la grande aile du sphénoïde* gauche, séparée de l'apophyse orbitaire externe et de l'os malaire, est *entièrement intacte*, elle est seulement détachée du corps du sphénoïde par une fêlure qui gagne le trou déchiré antérieur et le dépasse pour se perdre dans l'étage postérieur du crâne.

Observation n° 27. Service de M. Labbé. Hôpital Saint-Antoine, 1870.
Fracture à grand fracas du front. (Pl. n° 5, *b.*)

Chute sur le bord d'un trottoir.

Choc à 1 centimètre au-dessus de la bosse nasale, un peu à droite. Crâne assez épais. Défoncement des deux sinus frontaux. La crête médiane interne du frontal sur laquelle s'insère la faux du cerveau, l'apophyse crista-galli et la lame criblée forment un îlot osseux intact entre ces deux défoncements. Les *apophyses orbitaires externes et les grandes ailes du sphénoïde sont intactes.* Du milieu de l'étage antérieur se détachent deux fêlures dont l'une se perd dans la fente sphénoïdale gauche, et dont l'autre suit exactement la ligne médiane, coupe le sinus sphénoïdal et l'*apophyse basilaire jusqu'au trou occipital.*

A 2 millimètres en avant des apophyses clinoïdes postérieures, une fêlure se détache à droite, arrive au trou déchiré antérieur, contourne la partie antérieure droite de l'apophyse basilaire, suit la suture petro-occipitale et, traversant le trou déchiré postérieur, se perd dans la fosse cérébelleuse droite en dehors de l'épaississement du pourtour du trou occipital qui répond au condyle.

FRACTURES DU FRONT ET DE L'ETAGE MOYEN.

Observation n° 17. Service de M. Dolbeau, Hôpital Beaujon, 1869. —
Fracture de l'étage moyen et de l'étage antérieur. (Pl. n° 8, *a.*)

1er Pavillon, 34.

Chute d'une voiture, choc oblique en avant, au-dessous de la bosse pariétale gauche. Crâne modérément épais. Au niveau du choc existe une étoile à trois branches : la branche principale se porte presque horizontalement en avant, longe à une distance moyenne de 1 centimètre et demi le pourtour de l'écaille du temporal et la *suture fronto-sphénoïdale*, disjoint la suture fronto-malaire, après avoir coupé 1 *millimètre à peine de la partie supérieure de la grande aile du sphénoïde*, et se perd en dehors de la fente sphénoïdale.

Observation n° 16. Service de M. Dolbeau. Hôpital Beaujon, 1869.
(Pl. n° 8, *b*.)

1er Pavillon, 42.

Chute à la renverse d'un mur de 1m50, avec un fardeau sur les épaules. Le choc porte au-dessous de la bosse pariétale.

Un trait oblique part de ce point, longe à une distance moyenne de 2 centimètres le pourtour de l'écaille temporale, *disjoint la suture fronto-sphénoïdale* et la suture fronto-malaire, coupe obliquement d'avant en arrière le plafond de l'orbite vers son tiers postérieur et se perd sur la lame papyracée de l'ethmoïde.

Avant d'atteindre la suture fronto-malaire le trait principal envoie en bas une branche qui s'arrête contre l'écaille du temporal. La partie supérieure de la *grande aile du sphénoïde* se trouve précisément au-dessous de cette bifurcation.

Observation n° 3. Service de M. Dolbeau. Hôpital Beaujon, 1869.
(Pl. n° 7, *a*.)

1er Pavillon, 8.

Chute à la renverse à la suite du choc d'un wagon en manœuvre.

Le choc porte *obliquement* au-dessous de la bosse pariétale droite ; on trouve à ce niveau une fracture étoilée, dont une félure se détache en avant et gagne le tiers antérieur de l'écaille du temporal, disjoint cette partie de l'écaille ainsi que les deux tiers postérieurs de la suture sphéno-frontale, en laissant intacte la *grande aile du sphénoïde* ; il coupe cependant la partie la plus mince de l'arête antérieure de la grande aile du sphénoïde et se perd dans la paroi externe de l'orbite, entre la fente sphénoïdale et la fente sphéno-maxillaire.

Observation 31. *Ambulance de Colombes*, 1871. — *Fracture du pariétal droit irradiée à l'orbite gauche.* (Pl. n° 7, *b*.)

Éclat d'obus. Le choc porte d'arrière en avant sur la bosse pariétale droite. Défoncement esquilleux considérable, qui nécessite le trépan.

En avant de la perte de substance qui en résulte un fragment rectangulaire de 5 centimètres de long sur 2 centimètres 5 de large est nettement détaché et luxé en avant et fait saillie à 3 centimètres *au-dessus de l'apophyse orbitaire externe.*

De l'angle inférieur et antérieur de ce fragment part une fêlure qui passe *au-dessus de la bosse nasale* et descend obliquement vers l'orbite du côté gauche dans la paroi supérieure duquel il se perd.

Ce fragment n'est pas parfaitement rectangulaire : son bord antérieur est de 3 millimètres moins haut que le postérieur. Il se trouve enclavé, par le fait même de sa propulsion en avant, et il maintient écartées les lèvres de la fêlure. Au moment où nous l'enlevons, ce qui exige une certaine force, nous voyons la fêlure se resserrer et devenir filiforme au niveau de l'orbite gauche.

Observation n° 6. Service de M. Delbeau. Hôpital Beaujon, 1869.

1er Pavillon, 2.

Chute du haut d'une voiture de paille. Le choc porte sur la tempe gauche et la partie adjacente du front. Grand fracas.

Une ligne partant du milieu de l'orbite *droit*, gagnant à travers le corps du sphénoïde le trou déchiré antérieur *gauche*, longeant le bord antérieur du rocher gauche et coupant l'écaille du temporal, marque toute la portion détachée du crâne.

Sur cette portion ainsi détachée on trouve *la grande aile du sphénoïde gauche entièrement intacte.*

Le sinus sphénoïdal est transversalement divisé à 3 millimètres en avant de la racine des apophyses clinoïdes postérieures; la fêlure qui le divise rencontre à angle droit une fêlure qui du trou déchiré antérieur *droit* gagne la fente sphénoïdale *droite* en détachant la grande aile du sphénoïde droit, sans la briser.

Observation n° 20. Service de M. Delbeau. Hôpital Beaujon, 1869.

1er Pavillon, 40.

Chute du premier étage. Le choc porte au-dessous et en avant de la bosse pariétale gauche.

Une fêlure oblique à bords très-écartés coupe verticalement l'écaille du temporal en divisant la racine transverse de l'apophyse zygomatique; elle s'éloigne du rocher, *coupe la grande aile du sphénoïde au niveau des trous ovale et rond,* atteint la partie interne de la fente sphénoïdale, rase le trou optique gauche, divise obliquement le plancher du chiasma des nerfs optiques, brise la lame criblée et s'arrête à une distance moyenne de 1 centimètre de l'apophyse crista-galli.

Observation n° 23. Service de M. Ad. Richard. Hôpital Beaujon, 1869.

Chute sur le sol. Crâne très-ovale et énormément épais.

Le choc porte sur la partie supérieure de la fosse temporale gauche. Une fissure commence à ce niveau, rallie la partie antérieure de l'écaille après 3 centimètres de trajet parallèle au feston de cet os, divise obliquement le *bord antérieur de la grande aile du sphénoïde* ainsi qu'une partie de cette grande aile et gagne la partie moyenne de la fente sphénoïdale dans laquelle il se perd.

FRACTURES DE L'ÉTAGE MOYEN.

Musée Dupuytren, n° 40 d. Pièce de M. Coffin. — L'étiquette porte : *Fracture parallèle à l'axe du rocher.*

Ce titre est insuffisant. Il s'agit d'un grand fracas de l'étage moyen et de l'étage antérieur chez un enfant. L'existence de ramosités sur la bosse pariétale droit démontre que c'est sur ce point que le choc a porté.

Il existe une fracture à la fois parallèle et transversale du rocher droit. La fêlure mère se partage en deux branches :

a. Une branche antérieure qui divise le tiers antérieur de la grande aile du sphénoïde, traverse la fente sphénoïdale et se perd sur la lame criblée de l'ethmoïde.

b. Une branche transversale qui coupe le sinus sphénoïdal et gagne la fosse moyenne du côté opposé sur laquelle elle dessine le long des deux tiers internes du rocher une fracture parallèle à l'axe de cet os.

Musée Dupuytren. Pièce n° 39.

Fracture à grand fracas de la voûte. Fracture *oblique* du rocher droit.

Occipital brisé comminutivement en arrière du trou occipital et des condyles.

A droite, le rocher est détaché de la voûte par une large solution de continuité qui ouvre les cellules mastoïdiennes.

A gauche, une fêlure *contourne la portion du bourrelet du trou occipital* qui répond au condyle, coupe le trou déchiré postérieur, gagne le trou déchiré antérieur en disjoignant la suture petro-occipitale, et se perd dans la fente sphénoïdale gauche en *détachant, sans la briser, la grande aile du sphénoïde* du sinus de cet os.

Musée Dupuytren. 40 c. Pièce de M. Gosselin.

Fracture longeant parallèlement le bord antérieur du rocher gauche et dépassant le trou déchiré antérieur, pour couper en travers le sinus sphénoïdal à 2 millimètres en avant des apophyses clinoïdes postérieures et gagner la fosse moyenne du côté droit.

A droite et à gauche on voit partir de chacun des deux trous déchirés postérieurs une fêlure *indépendante* qui *contourne le bourrelet sus-condylien du trou occipital.*

Ce sont là de véritables fractures par contre-coup. (Voyez p. 137.)

Observation n° 1. Service de M. Dolbeau, Hôpital Beaujon, 1869. — Fracture de l'étage moyen.

1er Pavillon, 19.

Chute dans une tranchée de 5 mètres de profondeur.

Le choc porte sur tout le côté gauche de la tête.

L'écaille du temporal, — le rocher, — la grande aile et le corps du sphénoïde sont défoncés. L'os malaire, l'apophyse orbitaire externe, la portion mastoïdienne du temporal et l'apophyse basilaire sont intactes. Une fissure se détache de ce fracas, traverse le milieu de l'étage moyen et coupe obliquement *la partie antérieure* de la grande aile du sphénoïde droit. Ce trait se perd sur la partie antérieure de la fosse temporale.

Observation n° 18. Service de M. Dolbeau. Hôpital Beaujon, 1869. — *Fracture circulaire de l'étage moyen du crâne.* (Pl. n° 9, *a* et *b*.)

1er Pavillon, 31.

Chute du haut d'un toit de 4 mètres.

Le choc porte en avant de la bosse pariétale droite, au niveau de la suture fronto-pariétale. Une fêlure dont l'écartement est considérable, descend verticalement, coupe le bord de l'écaille du temporal *à son union avec l'arête externe de la grande aile du sphénoïde*, isole complétement le temporal de la grande aile du sphénoïde et de la base de l'apophyse ptérygoïde, dépasse le trou déchiré antérieur, disjoint la suture occipito-sphénoïdale (le sujet a 17 ans), gagne le trou déchiré antérieur gauche, coupe, après avoir traversé ce côté de l'étage moyen, la cavité glénoïde en avant de l'oreille, brise l'écaille du temporal et se perd en avant et au-dessous de la bosse pariétale gauche.

Observation n° 8. Service de M. Dolbeau. Hôpital Beaujon, 1869. — *Fracture parallèle à l'axe du rocher.*

1er Pavillon, 2.

Chute de la plate-forme d'un wagon. Le choc porte sur la bosse pariétale droite. La fêlure commence près de la ligne médiane, coupe la bosse pariétale, l'écaille du temporal sur laquelle on trouve une petite esquille allongée verticalement, divise la longue racine de l'apophyse zygomatique, le bord antérieur et supérieur du trou auditif, longe le bord antérieur du rocher et se perd dans le trou déchiré antérieur.

L'écartement des bords de la fêlure, mesuré au niveau du feston de l'écaille du temporal, est de $1^{mm},1$.

A 3 millimètres de ce trou un petit trait se détache en arrière et sépare la pointe du rocher.

Observation n° 11. Service de M. Dolbeau. Hôpital Beaujon, 1869. — *Fracture parallèle à l'axe du rocher.*

1er Pavillon, 21.

Chute de la hauteur du sujet. Le choc porte sur la bosse pariétale droite; de cette bosse descend une fêlure verticale qui se divise au niveau de l'écaille du temporal, dont elle suit en avant la suture sur une longueur de 5 millimètres environ, coupe cette écaille, divise la racine directe de l'apophyse zygomatique, longe le bord antérieur du rocher en ouvrant l'oreille moyenne et se perd dans le trou déchiré antérieur.

Fracture de 4 millimètres de la pointe du rocher.

Observation n° 30. Ambulances du polygone de Metz. Fracture parallèle à l'axe du rocher.

Balle morte. Le choc porte sur le vertex au-dessus de la bosse pariétale droite. Crâne très-épais.

Fêlure commençant à 2 centimètres à droite de la suture sagittale et descendant, à travers l'écaille du temporal, à 1 centimètre en avant de la racine transversale de l'arcade zygomatique. La fêlure longe le bord antérieur du rocher, sans ouvrir l'oreille moyenne, et se perd dans le trou déchiré antérieur.

Fracture de 3 millimètres de la pointe du rocher.

Observation n° 4. Service de M. Dolbeau. Hôpital Beaujon, 1869. — Grand fracas; fracture parallèle à l'axe du rocher. (Pl. n° 10, *a*.)

1er Pavillon, 7.

Chute d'un échafaudage de 5 mètres. Le choc porte sur le côté droit de la tête.

Une fêlure descend obliquement de la partie postérieure de la bosse pariétale droite, sur le tiers postérieur du feston de l'écaille du temporal, qu'elle longe en la disjoignant près de 1 centimètre en avant. Elle coupe l'écaille parallèlement à sa direction primitive et se bifurque en enlevant toute la partie du crâne située entre le rocher et la grande aile du sphénoïde. *Le bord antérieur du rocher est intact*, ainsi que la grande aile du sphénoïde détachée du sinus sphénoïdal détruit : le trait n'en dépasse pas les limites pour s'irradier du côté opposé.

Observation nº 2. Service de M. Dolbeau. Hôpital Beaujon, 1869. — Fracture transversale du rocher.

1er Pavillon, 21.

Renversé de sa hauteur, par une voiture, sur le pavé.

Le choc porte en avant de la bosse pariétale droite. *Crâne extrêmement mince.*

La fêlure bifurquée en haut, descend directement sur la partie moyenne de l'écaille, suit en avant sur 2 millimètres la suture squammo-pariétale, reprend sa direction première en bas, divise toute la partie moyenne de l'écaille, coupe la racine directe de l'arcade zygomatique, longe la partie antérieure du rocher, *fracture parallèle à l'axe du rocher,* en ouvrant l'oreille moyenne, et se perd dans le trou déchiré antérieur.

De cette fêlure mère se détache en arrière une fêlure qui coupe en travers la partie moyenne du rocher, gagne la partie externe du trou déchiré postérieur, coupe l'extrémité de la gouttière du sinus latéral, contourne le renflement condylien du bourrelet occipital et s'arrête à 1 millimètre du trou occipital et à 1 centimètre de la crête médiane postérieure.

De cette seconde fêlure se détache un petit trait qui se perd dans la fosse cérébelleuse droite.

Observation nº 28. Ambulance du Polygone de Metz, 1870. — Fracture transversale du rocher.

Balle envoyée d'une distance de plus de 800 mètres.

Le choc porte en avant de la bosse pariétale droite : la balle aplatie, ayant le diamètre d'une pièce de 2 francs, est restée contre l'os. *Crâne assez mince.*

Une fêlure partant d'une étoile de la fosse pariétale, descend vers la fosse moyenne.

Elle coupe la racine antéro-postérieure de l'arcade zygomatique, la cavité glénoïde, longe le bord antérieur du rocher (*fracture parallèle à l'axe du rocher*) et se perd dans le trou déchiré antérieur.

De ce trait principal se détache en arrière une fêlure qui coupe en arrière le rocher au niveau de l'oreille moyenne, gagne et dépasse le trou déchiré postérieur et se perd à 1 centimètre du raphé médian de l'occipital, en contournant la portion épaisse du bourrelet qui correspond au condyle.

La fêlure se perd dans le trou occipital.

Observation nº 15. Service de M. Dolbeau. Hôpital Beaujon, 1869. — Fracture oblique du rocher.

1er Pavillon, 41.

Chute du siége d'un fiacre, le cheval étant au galop.

Le choc porte sur la bosse pariétale gauche, exactement sur la verticale élevée du trou auditif. Le trait coupe la partie postérieure et supérieure de ce trou, sépare l'apophyse mastoïde du rocher en ouvrant les cellules mastoïdiennes et gagne le trou occipital en arrière de la fosse jugulaire et du condyle gauche.

De cette fêlure mère se détachent :

En avant : *a.* Un trait horizontal qui coupe le haut de l'écaille et s'arrête court contre la pointe de la grande aile du sphénoïde.

b. Un trait sinueux qui longe sans les séparer les racines de l'apophyse zygomatique.

En dedans et en avant : un trait qui coupe obliquement la base du rocher, en formant un biseau dont la pointe mousse, tournée en dehors, répond presque à l'origine de la voûte, et dont la base répondrait en arrière au trou déchiré postérieur, en avant au trou sphéno-épineux.

FRACTURES DE L'ÉTAGE POSTÉRIEUR.

Musée Dupuytren, nº 34. Fracture de l'occipital.

Il y a un grand fracas de la voûte, dont je ne m'occupe pas.

Un trait descend dans les fosses occipitales *droites*, parallèlement à la ligne médiane, à 3 centimètres en dehors de la crête. Il s'arrête dans la fosse cérébelleuse droite, à 3 centimètres du trou occipital.

Observation nº 21. Service de M. Dolbeau. Hôpital Beaujon. — Fracture de l'occipital et fracture transversale du rocher. (Pl. 10 *b*.)

Chute du siége d'un fiacre, le cheval étant en marche.

Le choc porte à gauche de la pointe de la suture lambdoïde.

Une fêlure descend de ce point vers la fosse cérébelleuse gauche et se divise en deux rameaux :

a. Un trait interne, très-court, qui se perd dans le trou occipital, immédiatement en arrière du condyle gauche.

b. Un trait externe, qui longe le bord externe du condyle et du bourrelet occipital, gagne et dépasse le trou déchiré postérieur, coupe transversalement le rocher et se perd dans le trou déchiré antérieur.

Fait de M. Richet. Cité par M. Vérité. Fracture transversale du rocher.

Chute sur la tête, nous ne savons pas de quelle hauteur. Défoncement du pariétal gauche. Un trait de fracture s'en détache et gagne la suture occipito-temporale qu'il disjoint.

Ce trait intéresse ensuite le sinus latéral, coupe le rocher en travers, au lieu d'élection, et aboutit au trou sphéno-épineux pour se continuer vers la suture sphéno-temporale. Cet examen a été fait cinq mois après l'accident : les lésions étant en partie guéries.

Observation n° 29. Ambulance du Polygone de Metz, 1870. — Fracture de l'occipital et fracture transversale du rocher.

Balle perdue à la tête.

Le choc porte à gauche de la ligne médiane, à 4 centimètres au-dessus de la ligne demi-circulaire supérieure de l'occipital. Il n'y a pas de plaie, mais une bosse sanguine entre le périoste et l'os. Crâne assez mince.

Une fêlure part de la ligne médiane, un peu à gauche, descend dans la fosse cérébelleuse gauche, longe le pourtour du trou occipital, s'en éloigne au niveau de l'épaississement condylien, gagne la partie la plus large du trou déchiré postérieur, coupe le rocher au lieu d'élection des fractures transversales et se perd dans le trou sphéno-épineux.

Musée Dupuytren, n° 41. Desgranges, 1775. Académie royale de chirurgie. Fracture de l'occipital et du rocher.

Fêlure de la partie gauche de l'occipital. Le bord du trou occipital est coupé à 16 millimètres du raphé médian postérieur, à égale distance de ce raphé et du trou condylien antérieur. Suivant la continuation *directe* de cette ligne à travers le trou occipital, la fêlure coupe le condyle droit, dépasse le trou condylien, traverse le trou déchiré postérieur et fait une fracture transversale du rocher au lieu d'élection.

Fracture de l'occipital et du rocher.

Morgagni[1] cite incomplétement, il est vrai, un fait presque identique :

Un homme de 80 ans fait une chute de cheval.

L'occipital est fendu le long de la ligne médiane, à droite. Une grande et large fêlure traverse la base jusqu'au « grand trou », le coupe obliquement, et parvient jusqu'à l'apophyse pétreuse qu'il divise.

Observation n° 5. Service de M. Dolbeau. Hôpital Beaujon, 1869. — Fracture des trois étages de la base du crâne.

Chute dans une tranchée avec éboulement.

Le choc porte sur tout le côté droit de la tête qui est écrasée. Crâne mince.

La partie droite du frontal, — le quart antérieur du pariétal droit et toute l'écaille du temporal sont défoncés.

La grande aile du sphénoïde est brisée à sa partie moyenne.

Un trait se détache au-dessus du conduit auditif externe et coupe la partie antérieure de l'apophyse mastoïde, divise *obliquement* le rocher contre le plan de la voûte, traverse la gouttière du sinus latéral et se perd dans la fosse cérébelleuse.

L'*apophyse basilaire*, les *condyles*, le pourtour du trait occipital et la moitié gauche du crâne sont intacts.

Cette longue description du trajet des fractures dans les diverses régions de la boite crânienne a dû sembler fastidieuse : elle n'était pas inutile.

1. *De sedibus et causis morborum*, liv. LI, § 51, de la traduction française.

Le moment est venu d'en montrer tout l'intérêt.

Sur un crâne, dont un trait de scie a détaché la calotte, si l'on veut avoir la patience de tracer à l'encre toutes les fractures qui viennent d'être décrites et toutes les fractures que le lecteur pourra rencontrer dans la collection de nos musées et dans ses recherches à l'amphithéâtre (voyez Pl. I), il pourra s'assurer que beaucoup de ces traits se confondent en maint endroit. Mais ce n'est pas encore sur ce point-là qu'il convient d'insister ici.

Ce qui frappe avant tout, c'est qu'au milieu de ce réseau de lignes noires qui représentent les fractures communes et même les fractures à grand fracas, au milieu de ce lacis de traits, qui montrent sur un seul crâne la réunion de toutes les brisures, qu'une cinquantaine de fractures peuvent produire, il existe une région absolument intacte.

Cette région (C), aucune frontière naturelle ne la sépare du reste du crâne, elle est cependant nette et distincte. Les fractures, quelle qu'en soit la variété, s'arrêtent sur ses limites[1] ou les contournent suivant les circonstances : elles ne les franchissent pas.

Elle a pour limite une ligne qui, divisant transversalement le corps du sphénoïde, à 3 ou 4 millimètres en avant de la lame carrée du sphénoïde, couperait latéralement la portion terminale du canal carotidien, enlèverait quatre millimètres environ de la pointe du rocher, la paroi pétreuse du trou déchiré postérieur, puis, changeant de direction, se rapprocherait de la ligne médiane en arrière, joindrait, en longeant les condyles, le bourrelet qui garnit d'ordinaire le trou occipital, et se terminerait sur le pourtour de cet orifice au voisinage de la crête occipitale interne.

L'espèce d'immunité dont jouit cette petite région au milieu des délabrements les plus étendus n'est certainement pas ici le résultat du hasard, et nous devons en chercher la raison.

1. La pièce n° 27 constitue une exception extrêmement rare.

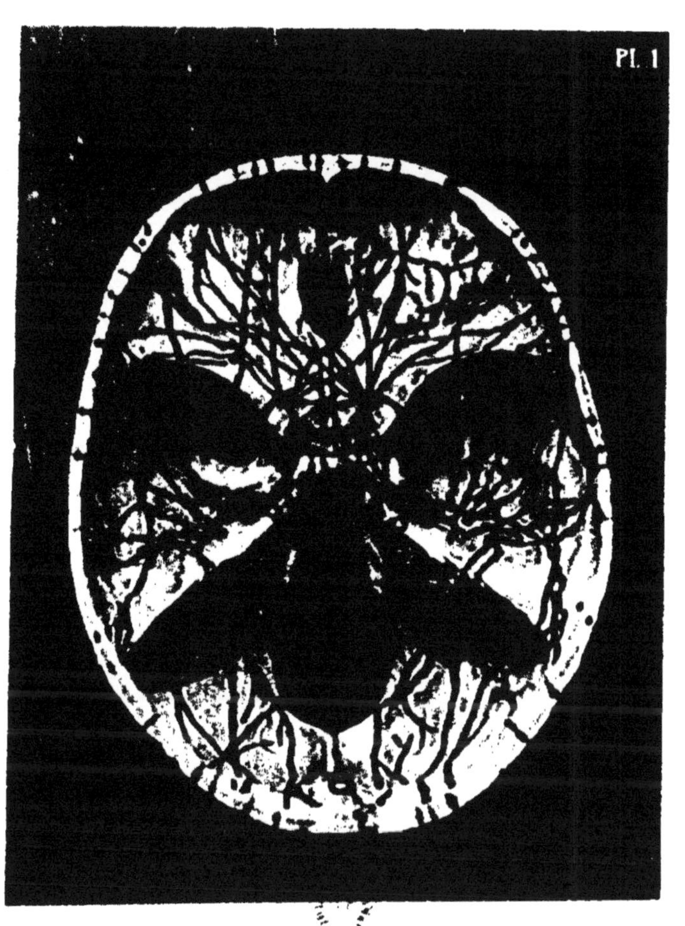
Pl. 1

On nous la donnera sans doute dans la structure merveilleusement solide de l'apophyse basilaire, on nous dira que si cette pièce de l'occipital n'est qu'exceptionnellement (je serais presque tenté de dire jamais) brisée, cela tient à ce qu'elle est formée par un tissu osseux aussi résistant que celui des membres, et qu'elle n'a rien de commun, comme résistance, avec les os pourvus de diploé et de lames vitrées.

Pour ce qui concerne la partie antérieure de cette zone inattaquée, nous n'avons rien à répondre avant d'avoir abordé la question de la résistance du crâne. Mais nous devons nous demander pourquoi une fracture de l'occipital (voyez Obs. 21 *par ex.* et Pl. 10) descendant de la suture lambdoïde vers le trou rachidien s'infléchit au pourtour de ce trou, se porte au dehors du condyle et va se terminer par une de ces fractures transversales types du rocher dont M. Trélat a si bien donné la description anatomo-pathologique. Pourquoi la fracture ne s'arrête-t-elle pas dans le trou même, vers la ligne médiane qui n'est pas bordée, ce qui serait « le trajet du plus court rayon, » selon l'expression d'Aran? Il y a dans cette disposition anatomique une constance qui mérite d'être prise en considération et qui nous autoriserait à croire *à priori* que la plus ou moins grande épaisseur de la zone intacte n'est pas le seul élément du problème.

L'examen des parties sillonnées de fractures n'offre pas moins d'intérêt; il nous permet de formuler dès maintenant les propositions suivantes :

A. — *En ce qui concerne l'étage postérieur.*

Au dessous de la gouttière du sinus latéral, un trait de fracture, qu'il se dirige vers le rocher ou s'arrête vers le trou occipital, un tel trait n'occupe *jamais* la ligne médiane. Il peut couper obliquement le trou occipital pour joindre le Rocher (*Musée Dupuytren, pièce de Desgranges*, n° 41 ; — Morgagni, I, 51, § 51), — mais il ne passe qu'*exceptionnellement* d'un côté de l'occipital à l'autre à travers la crête médiane.

B. — *En ce qui concerne le rocher.*

La fracture ne divise l'épaisseur de cette apophyse qu'en trois endroits, et ces endroits sont par ordre de fréquence :

1° *La partie moyenne du rocher.*

« Qu'on ouvre les ouvrages de chirurgie, dit le professeur Richet[1], qu'on parcoure les recueils périodiques, et l'on pourra se convaincre que dans la très-grande majorité des cas de fracture du rocher où la direction de la fissure a été nettement précisée, elle tombe TOUJOURS dans un point correspondant à la large fosse jugulaire, c'est-à-dire dans l'intervalle qui sépare la base du sommet de cet os. Or, IL EST IMPOSSIBLE QU'IL N'Y AIT PAS LA AUTRE CHOSE QU'UNE COÏNCIDENCE.... » « .... Ce point correspond[2] au fond du conduit auditif externe, là où se rencontrent la caisse du tympan, le limaçon, le trou carotidien et l'évidement formé par la fosse jugulaire. »

2° *La pointe du rocher*, c'est-à-dire la partie située en dedans de l'empreinte ou ganglion de Gasser, soit environ 3 ou 4 millimètres de cet os. C'est une lésion, non signalée par les auteurs, que nous avons observée dans un certain

1. Richet, *Traité d'anatomie médico-chirurgicale*, p. 269.
2. Richet, *ibidem*.

nombre de fractures dites *parallèles à l'axe* du rocher. Nous verrons, en étudiant le mécanisme de cette variété de fractures du Rocher, comment se fait cette séparation de la pointe.

3° *La base du rocher*. C'est la fracture *oblique* dont M. Trélat a donné une excellente description[1] : elle part de la partie externe et postérieure du sinus jugulaire, longe le sinus latéral, traverse les cellules mastoïdiennes et atteint soit le trou déchiré antérieur, soit le trou spléno-épineux en divisant en biseau toute la base de cette apophyse du temporal.

M. Trélat considère avec raison cette lésion comme peu fréquente.

4° Dans le cas d'une irradiation de la fosse occipitale à l'étage moyen, il n'est cependant pas impossible de voir la fêlure traverser non pas le rocher, mais la suture pétro-basilaire. Ce passage ne se fait pas toujours aussi simplement : l'excellente thèse de M. Le Diberder[2] contient une longue et remarquable observation de M. Serestre, interne des hôpitaux, d'où nous extrayons les lignes qui suivent : « Une fracture longitudinale de l'occipital divise l'éminence jugulaire, suit le bord de la gouttière basilaire, *passe à l'extrémité du rocher sur lequel elle détache une esquille, etc.* »

C. — *En ce qui concerne l'étage moyen.*

On peut dégager de la multiplicité des traits de fractures ; deux espèces principales :

1° Celles qui se circonscrivent dans l'enceinte de cette fosse moyenne.

2° Celles qui en dépassent les limites.

1. *Bulletin de la Société anatomique*, 1855, p. 121.
2. Le Diberder, *Signes et diagnostic des fractures du crâne*. Paris, 1869, p. 81.

La première espèce comprend 2 types principaux.

(A). Les fractures *dites* parallèles au bord antérieur du rocher, qui le plus souvent se perdent dans le trou déchiré antérieur.

(B). Les fractures qui, plus ou moins éloignées du rocher, se portent vers le sphénoïde ou vers la fente sphénoïdale.

Le premier type est bien connu, nous n'avons pas besoin d'insister.

Le second comprend les formes suivantes :

(*a*). *Les fractures qui passent d'une fosse moyenne dans l'autre.* Le trait coupe invariablement le corps du sphénoïde sur la limite même que nous avons attribuée à la « zone inattaquée,» et se perd soit dans le trou déchiré antérieur du côté opposé, soit dans un des trous, ovale ou sphéno-épineux, trous auxquels M. Trélat accorde une influence sur l'importance de laquelle nous aurons à discuter.

Lorsque la suture sphéno-occipitale existe encore chez les jeunes sujets (Obs. 18, Pl. n° 9 *a* et *b*), la communication entre les deux fosses moyennes peut s'établir à travers cette suture qui par la largeur de ses surfaces et la mollesse des moyens d'union qui les accollent, se prête à des mouvements de flexion assez étendus, pour que les désordres se propagent au loin sur le côté opposé du crâne.

(*b*). *Les fractures qui passent de l'étage moyen à la fosse occipitale.* Elles sont très-rares. Nous n'en avons pu rencontrer nous-mêmes en clinique que deux exemples : c'est la fracture transversale du rocher des observations n°^{s} 2 et 28.

L'irradiation peut toutefois se faire à travers la suture pétro-basilaire; nous avons pu obtenir ce résultat dans le cours de nos expériences, en essayant de produire avec de grandes violences sur la région moyenne du crâne, une fracture transversale du rocher.

(c). *Les fractures qui passent de l'étage moyen à l'étage antérieur.*

Ces fractures s'irradient soit sur le *côté correspondant*, soit sur le *côté opposé* à cet étage.

Trois voies d'irradiation vers le *côté correspondant* :

1° *Voie superficielle* : à travers le corps du sphénoïde, en rasant et même parfois en dépassant un peu la ligne médiane pour s'arrêter sur la lame criblée ou sur le plafond de l'orbite.

2° *Voie profonde* : à travers le trou ovale, le trou rond et la grande fente sphénoïdale (fracture à grand fracas). (Obs. 20.)

3° *Voie externe* en suivant une direction antéro-postérieure qui leur fait contourner (Obs. 3), longer (Obs. 16) ou écorner (Obs. 17, 23) la pointe de la grande aile du sphénoïde et les fait aboutir (Obs. 16 et Pl. 7 et 8), en dehors à la suture jugo-frontale, en dedans au plafond orbitaire plus ou moins transversalement divisé.

Trois voies d'irradiation vers le côté opposé.

1° *Voie superficielle.* A travers le corps du sphénoïde et le plancher du Chiasma du nerf optique, obliquement divisés.

2° *Voie profonde.* A travers le trou ovale, le trou rond et la fente sphénoïdale.

3° *Voie externe* (Obs. 6) en traversant les deux plafonds orbitaires ou (Obs. 6, Pl. 7, *b*) en contournant le front et en coupant l'arcade orbitaire du côté opposé.

Dans aucun de ces cas la grande aile du sphénoïde, quand elle a été intéressée, ne s'est brisée en des points indifférents : c'est toujours, soit à sa racine, contre le sinus sphénoïdal, sur les trous Ovale ou Rond qui constituent une perte réelle de substance et en diminuent la résistance, soit vers son extrémité fronto-pariétale : cette partie même a été respectée par les fractures irradiées de la fosse moyenne (Obs. n° 16, 17, 23).

Nous allons voir comment elle se comporte avec l'apophyse orbitaire externe dans les fractures dites de l'étage antérieur.

Quant à la partie moyenne, elle est demeurée intacte, aucun trait ne la traverse dans la réunion des fractures, que le lecteur a pris la peine de dessiner sur un crâne.

De ce qui concerne l'étage antérieur.

On peut distinguer deux espèces de fractures.

1° *Celles qui se limitent à cet étage.*

2° *Celles qui s'irradient à l'étage moyen.*

Celles qui se *bornent à l'étage antérieur*, peuvent être la continuation d'une fêlure qui débute sur un point plus ou moins élevé du front; elles peuvent résulter d'un fracas qui a pour centre la partie nasale du frontal.

Les premières gagnent aussi directement que possible le plafond de l'orbite.

Quand elles sont simples, le trait est *toujours* situé entre la bosse nasale et l'une des apophyses orbitaires externes, et, dans la *grande majorité des cas*, c'est la portion de l'arcade que traverse le trou ou l'encoche sus-orbitaire qui est coupée.

Quand elles sont rameuses, le trait se bifurque, l'angle de bifurcation correspond *sensiblement* à la ligne médiane et est distant de 3 centimètres au moins au-dessus de la bosse nasale.

C'est chose *absolument exceptionnelle*, je ne peux pas dire impossible, de voir la bosse nasale divisée *dans toute son épaisseur* par l'irradiation d'une fracture du front.

La bosse nasale et l'arête du frontal, qui répond à l'apophyse crista-galli, sont le plus souvent exemptes de brisures.

Il est probable que le développement plus ou moins considérable des sinus frontaux exerce une influence considérable sur la lésion ou l'immunité de cette région : la résistance n'est évidemment pas la même, lorsque ces sinus ont miné la base entière du frontal au point de communiquer ensemble, ou lorsqu'ils sont à peine formés, et que la bosse nasale constitue une masse osseuse, compacte et massive.

Le trait, quel qu'en soit l'itinéraire, passe facilement d'un des côtés de l'étage antérieur à l'autre : dans ce trajet il intéresse la lame criblée, mais seulement dans sa moitié postérieure : il passe presque constamment en arrière de la crête située au-dessus du trou borgne.

Quand le trait n'est pas rameux, il coupe d'avant en arrière le plafond orbitaire et la petite aile du sphénoïde : c'est particulièrement vers le trou optique qu'on le voit s'irradier.

Il résulte de tout ceci, qu'il existe une petite région *naso-frontale* qui échappe au traumatisme dans la grande majorité des irradiations du front : ainsi quand une fracture du front, dont le point de départ est sensiblement sur la ligne médiane, intéresse les deux côtés de l'étage antérieur, on peut admettre la possibilité des deux dispositions suivantes :

a. Trait simple, divisant l'arcade et le plafond orbitaires et s'irradiant vers l'autre orbite à travers la lame criblée de l'ethmoïde. (*Symptômes* : double ecchymose sous-conjonctivale et épitaxis *constant*.)

b. Trait ramifié au-dessus de la bosse nasale, dont les deux branches coupent à droite et à gauche les arcades orbitaires. (*Symptômes* : double ecchymose ; saignement de nez continu infiniment moins probable.)

Quand le point de départ de la fracture est la région fronto-nasale, toutes les lésions décrites ci-dessus sont possibles. Mais voici ce que l'on observe de particulier.

Les sinus frontaux peuvent être défoncés.

Le point fronto-nasal qui résistait si bien tout à l'heure, peut être brisé et en même temps luxé en arrière.

Les apophyses orbitaires externes peuvent être disjointes de l'os malaire; et quand elles sont demeurées intactes, les expériences sur le cadavre nous ont fait voir constamment *une fracture double oblique des deux maxillaires supérieurs.* (Voir page 87.)

Il reste peu de chose à dire des fractures qui *s'irradient à l'etage moyen.*

Trois voies d'irradiation.

1. *Voie superficielle.*

Le trait après avoir divisé le trou optique, arrive au corps du sphénoïde, coupe la paroi interne du sinus caverneux et s'y arrête; *souvent* il se bifurque et coupe en travers le sinus sphénoïdal.

2. *Voie profonde.*

Le trait arrivé à la partie la plus large de la fente sphénoïdale, coupe le trou rond et se perd dans le trou déchiré antérieur après avoir rasé ou intéressé le bord externe du trou ovale, en divisant la grande aile du sphénoïde à sa base.

3. *Voie externe.*

Disjonction de la suture fronto-malaire et de la suture fronto-sphénoïdale, à moins qu'une partie de l'extrémité externe de la grande aile du sphénoïde ne soit enlevée.

Comme cette lésion suppose un assez grand fracas, le trait se perd souvent dans le trou ovale ou sphéno-épineux; on le voit parfois constituer une fracture parallèle à l'axe du rocher.

Quand la fracture a pour point de départ le haut de la voûte, on voit (Pl. 5, *a*, Obs. 22) le trait se bifurquer.

Le sommet de l'angle de bifurcation correspond sensiblement à l'apophyse orbitaire externe. Le trait antérieur coupe l'arcade orbitaire, le trait postérieur coupe l'écaille du temporal.

La grande aile du sphénoïde et l'apophyse orbitaire externe opposent au traumatisme une résistance de premier ordre, ces parties ont des points faibles et nous les connaissons, ce

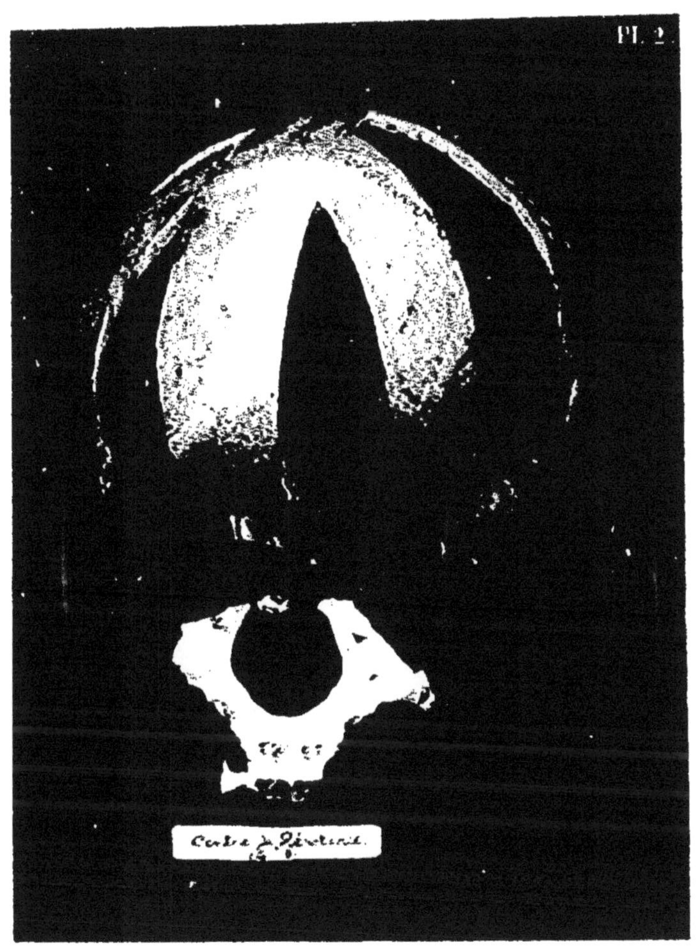
Pl. 2.

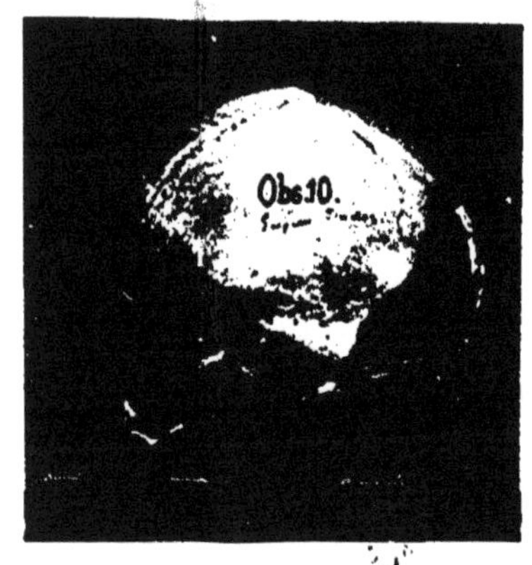
Obs 10.

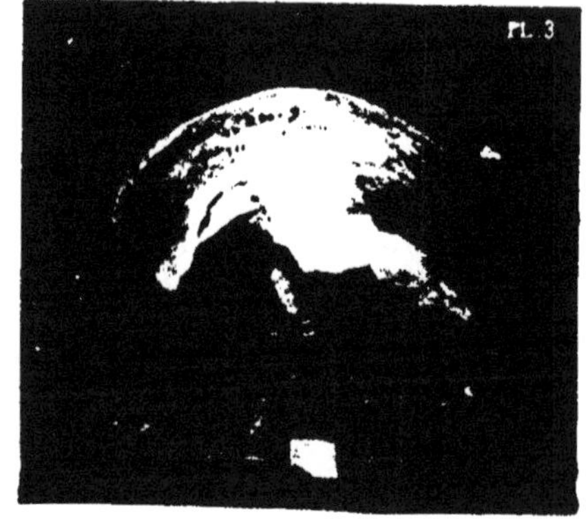
PL. 3

sont : la racine de la grande aile que les trous ont minée, et son extrémité frontale.

La partie moyenne tient bon : c'est un prisme à trois arêtes et à bords excavés, admirablement disposé pour soutenir un choc.

Cette pièce prismatique que les fêlures n'intéressent pas et qui n'a de vulnérable que les parties que nous avons indiquées, nous pouvons avoir la mesure de sa résistance en cherchant ce qu'elle devient au milieu des fracas extrêmes du crâne.

Chose curieuse ! cette apophyse dont les anatomistes parlent à peine au point de vue de la solidité, est une partie au moins aussi solide que le rocher. Les planches n° 3 et n° 5 nous dispensent de toute description (Obs. n°s 9, 21, 22).

Dans deux cas (Pl. 5) elle n'a pas même été brisée dans les trous de son insertion, elle a été détachée du corps du sphénoïde dont le sinus s'est brisé (précipitation du cinquième étage).

Dans un cas analogue (précipitation du cinquième étage), Obs. 10, elle est restée solide et inébranlable, au point de dépasser les prévisions mêmes de la théorie !

Résumons-nous : l'étude de toutes les fractures réunies par le dessin sur un seul crâne nous montre qu'il existe sur la base une zone qui ne se brise pas[1], la zone centrale (voyez Pl. 1), et des parties extrêmement solides, régulières et symetriques, sur lesquelles on peut, par une induction légitime, déterminer le lieu qu'occupent les fêlures : ce sont les rochers, les pièces sphéno-orbitaires, la bosse fronto-nasale. Ajoutons la tubérosité occipitale.

1. Page 44.

Nous ne croyons pas nous tromper : tous les faits que nous avons passés si longuement en revue ont leur enseignement : ils nous apprennent que les fractures du crâne peuvent se ramener à un certain nombre de types, en réalité assez simples, dont la connaissance pourra permettre au chirurgien de déterminer, j'allais dire de dessiner, les fractures du crâne qui se présenteront à lui, et de trouver dans un diagnostic délicat la consolation de son impuissance thérapeutique.

Ces faits ont un autre intérêt : en nous faisant soupçonner quelques-unes des règles principales qui président à la production des fractures, ils nous montrent comment le crâne résiste aux violences extérieures, quelles sont celles de ses parties qui cèdent, quelles sont celles qui tiennent le mieux. Ils nous révèlent une partie du mécanisme de cette importante boîte osseuse; ils nous ramènent forcément vers les recherches et les expériences anatomiques.

C'est en comparant les résultats de l'autopsie avec de nombreux essais sur le mode de résistance du crâne, qu'on arrivera à se faire une idée juste de la production de ces fractures.

CONSIDÉRATIONS ANATOMIQUES.

Le crâne est une boite osseuse de forme ovoïde, renforcée en bas et en avant par les os de la face et soutenue par la partie supérieure de la colonne vertébrale, sur laquelle les muscles de la nuque la tiennent en équilibre.

Le crâne n'est pas un sphéroïde, comme on l'a si longtemps et si souvent répété; Saucerotte le savait, il l'a écrit, mais il n'en a pas tenu compte : c'était un détail assez gênant pour la théorie des vibrations ellipsoïdes et surtout pour l'explication de ces contre-coups diamétralement opposés, qui étaient si fréquents il y a un siècle, si nous en croyons les auteurs, alors que le crâne était encore un « *solide géométrique régulier.* »

Aran[1], qui subissait encore l'influence de l'hypothèse géométrique, a voulu déterminer quel est le volume du segment qui manque au crâne pour être un sphéroïde complet : les calculs de M. Sorlin établissent que le volume de ce segment représente les [illegible] ou environ les trois huitièmes du sphéroïde entier.

1. Aran, loc. cit. p. 194.

Si l'on envisage la conformation intérieure du crâne, on voit bien qu'aucune analogie avec une forme géométrique quelconque ne peut être soutenue : l'irrégularité des planchers et la disposition de ces éminences de la Base que Ratke appelait les *poutres du crâne*, le nombre des trous, des saillies qui les protégent et des gouttières qui y conduisent, cette diversité morphologique déroute toutes les comparaisons.

Irrégulier dans sa conformation extérieure et intérieure, le crâne ne l'est pas moins dans sa structure.

Deux lames de tissu compacte, d'inégale densité, interceptant une couche de tissu spongieux, le diploé, tel est un des caractères originaux de sa structure; et ce caractère n'est lui-même ni unique, ni fondamental.

Sur la voûte la couche de diploé est constante, mais quelle répartition irrégulière ! Si nous savons exactement les régions dans lesquelles invariablement les deux tables de la boite osseuse sont contiguës et même confondues, sur l'écaille du temporal, par exemple, savons-nous pourquoi ce tissu existe parfois en quantité énorme sur toute l'étendue de la calotte crânienne à laquelle il donne une épaisseur énorme? pourquoi il ne consiste ailleurs qu'en ilots plus ou moins symétriques, qui se dessinent nettement lorsqu'on regarde un crâne par transparence? pourquoi enfin cette transparence est à peu près générale dans quelques cas, trahissant une absence presque complète de ce tissu spongieux ?

Les apparentes irrégularités de la base sont moins décevantes : nous savons qu'il existe du diploé, ou mieux du tissu osseux vasculaire, au niveau de la bosse nasale, des apophyses orbitaires externes, de la grande aile du sphénoïde, de la bosse, de la crête et du trou occipital ainsi qu'à l'apophyse basilaire. En dehors de ces points, c'est le tissu compacte qui domine; tantôt ce tissu est constitué par deux lames minces adossées l'une à l'autre, comme sur le plafond orbitaire, les fosses temporales, les fosses cérébelleuses ; tantôt il est condensé, et sa substance, dure comme la pierre, contient d'importantes cavités, telles que l'oreille dans le rocher, les cellules mastoïdiennes et les sinus frontaux.

Comment résiste donc ce crâne, s'il ne résiste pas à la manière d'un sphéroïde?

Comment les fractures dont il est le siége peuvent-elles être rigoureusement reconnues par le clinicien et ramenées à un certain nombre de types, quand sa structure est si inégale, et quand tant de ses parties sont si peu semblables à elles-mêmes?

Nous espérons montrer dans le cours de ce travail que ces irrégularités ne sont qu'apparentes : l'ordre est partout dans la nature; il s'impose à toutes les productions de la vie, rien n'est abandonné au hasard. L'important et le difficile est de le découvrir, cet ordre, sous la multiplicité changeante des phénomènes et des caractères accessoires; la distinction des éléments accessoires et des éléments fondamentaux de la résistance du crâne n'a pas été assez mise en lumière : or la raison de la résistance est tout entière dans une pareille distinction. On l'a cherchée dans des considérations géométriques, et ceux qui ont démontré que le crâne résiste à la manière des sphéroïdes, ont dû, pour être conséquents avec leur hypothèse, méconnaître la réalité et laisser dans l'ombre les faits qui donnaient tort à une théorie pour laquelle ils avaient pris tant de peine!

Quand on décrit le crâne, il est d'usage de distinguer une Voûte et une Base. L'étude de la voûte est simple, celle de la base ne l'est pas. La séparation de ces deux parties est, il faut bien le dire, aussi artificielle que le trait de scie qui détache la « calotte. » Si, pour la fosse moyenne, on peut, à la rigueur, établir le long du bord antérieur du rocher et sous les petites ailes du sphénoïde une démarcation positive, on ne peut pas limiter la fosse antérieure et la fosse postérieure : dans ces régions, où finit la Voûte? où commence la Base? Le changement de direction des plans suffit-il à caractériser une séparation sérieuse, quand on voit, sur l'étage antérieur par exemple, des impressions digitales passer de l'une à l'autre, sans changer de caractère ni de forme?

Si l'on examine la pièce avec réflexion, il semble que le pourtour de la « Base » soit maintenue dans des rapports invariables avec un centre par quatre promontoires convergeant vers le corps du sphénoïde et l'apophyse basilaire de l'occipital, et circonscrivant nettement quatre cavités : une antérieure qui comprend le plancher frontal ; une postérieure qui constitue la fosse occipitale ; deux latérales et symétriques, dont la réunion correspond à ce qu'on appelle la fosse moyenne ou sphénoïdale de la base du crâne.

Cette disposition de quatre travées concentriques n'est pas une affaire d'apparence. L'observation démontre bien que ces travées sont constituées par une masse osseuse plus résistante que le reste.

Si l'on fait une série de coupes parallèles transversales à partir des apophyses orbitaires externes, on trouve à droite et à gauche deux chaussées de tissu spongieux solide, constituées par l'apophyse orbitaire externe et la grande aile du sphénoïde, venant se perdre en dehors de la paroi sphénoïdale du sinus caverneux.

Si l'on fait également des coupes parallèles de la région mastoïdienne et du rocher, on découvre deux tranchées solides analogues, mais constituées par du tissu compacte, qui viennent prendre point d'appui sur l'apophyse basilaire, par l'intermédiaire d'une articulation fibreuse, dont les mouvements sont nuls dans les conditions physiologiques.

L'axe du rocher d'un côté se confond sensiblement avec l'axe de la pièce orbito-sphénoïdale du côté opposé : en faisant une coupe oblique du crâne intéressant le milieu du même rocher, on se rend compte de ce fait, et l'on voit en même temps quelle somme de résistance doit appartenir à ces deux pièces osseuses.

La base du crâne est donc obliquement traversée par deux *poutres*, pour employer l'expression de Ratke, presque perpendiculaires l'une à l'autre, et que l'on pourrait comparer aux deux bâtons en croix qui tiennent ouvert un filet.

La planche n° 2 représente un crâne sur lequel on a enlevé par plusieurs traits de scie les parties intermédiaires aux pièces de résistance. Elle permet de voir la résistance des grandes ailes du sphénoïde et le rétrécissement de ses racines, rétrécissement que compense en partie leur continuation avec les apophyses ptérygoïdes.

La grande aile du sphénoïde ne doit pas seulement sa force de résistance au tissu qui la compose, elle la doit encore à sa forme. Les coupes parallèles nous permettent de la regarder comme un prisme triangulaire à faces excavées. Ses arêtes, extrêmement saillantes, sont :

1° L'arête antérieure qui se boute contre l'os malaire et constitue le bord supérieur de la fente sphéno-maxillaire.

2° L'arête interne qui forme le bord externe de la fente sphénoïdale et se continue d'emblée avec le tissu osseux de l'apophyse orbitaire externe.

3° Enfin l'arête postérieure, très-mince, qui s'articule avec l'écaille du Temporal : c'est la moins solide des trois, mais c'est aussi, comme on le verra plus loin, celle dont la résistance est le moins souvent en jeu.

Dans les obs. n° 9, 21 et 22 et dans les planches 3 et 5, on peut voir comment cette pièce osseuse a résisté et comment elle a tenu bon au milieu des délabrements du grand fracas.

Quant à la force de résistance du rocher, elle a si bien été démontrée dans les ouvrages d'anatomie de nos maîtres, qu'il est inutile d'y insister.

Rocher, pièce orbito-sphénoïdale, chacun de ses supports possède avec des parties extrêmement solides, des parties tout à fait faibles.

« Le point faible du rocher[1] correspond au fond du conduit auditif externe, là où se rencontrent la caisse du tympan, le limaçon, le trou carotidien et l'évidement formé par la fosse jugulaire. »

Les points faibles de la grande aile du sphénoïde répondent :

1° A son insertion sur le sinus sphénoïdal, et dans la partie que traversent le trou rond et le trou ovale.

2° A sa partie antérieure, qui se sépare de la partie externe du frontal et se brise même dans une petite étendue, dès que la violence s'exerce obliquement ou est assez énergique pour produire un *grand fracas*.

Nous avons vu plus haut que c'est précisément sur ces points faibles, partie moyenne du rocher, racine et extrémité antérieure de la grande aile, que passent les traits de fracture.

Sur une coupe antéro-postérieure du crâne, on remarque en allant d'arrière en avant trois portions sur lesquelles la Nature semble avoir réuni les conditions de solidité de la base sur la ligne médiane : ce sont 1° la tubérosité et la crête occipitales; — 2° l'apophyse basilaire; — 3° la région naso-frontale.

La pièce occipitale est indirectement en rapport avec l'apophyse basilaire au moyen des parties épaissies qui marquent le pourtour du trou occipital.

La pièce naso-frontale est séparée de cette apophyse par les lames minces de l'ethmoïde et du sinus sphénoïdal.

Les rapports du rocher et de la grande aile du sphénoïde avec l'apophyse basilaire sont autrement directs, mais ils ne sont pas immédiats : le premier en est séparé par une articulation lâche, que MM. Trélat et Richet comparent à un ligament ; le second par le tissu fibro-cartilagineux qui comble le trou déchiré antérieur : nous verrons comment l'interposition de ces tissus élastiques contribuent à préserver le crâne et notam-

1. Richet, loc. cit. p. 269.

ment à préserver le rocher de la fracture transversale quand la fosse moyenne est divisée.

Quoi qu'il en soit, les détails qui précèdent suffisent à faire prévoir le rôle de cette partie centrale vers laquelle convergent les quatre pièces de résistance principales et les deux pièces accessoires : nous l'appellerons le Centre de Résistance du crâne (voyez Pl. 1 et 2).

Les limites de ce Centre de Résistance correspondent exactement aux limites de cette partie centrale sur laquelle les fractures ne s'étendent pas dans les conditions ordinaires.

Ce centre est d'ordinaire exempt de chocs, mais il n'est pas absolument inaccessible et, dans une chute sur les ischions, il peut être soulevé par l'intermédiaire des condyles. C'est un mécanisme dont l'application est possible, mais rare en clinique : on y reviendra.

CONDITIONS DE RÉSISTANCE DU CRANE.

INFLUENCE DE LA FACE.

Par la branche montante des maxillaires et par les os propres du nez, la face est en rapport intime avec le point Naso-Frontal ; par l'os malaire, elle est en rapport immédiat avec l'apophyse orbitaire externe et la grande aile du sphénoïde. Si je ne me suis pas trompé, et si le rôle que j'ai attaché à ces parties dans la résistance du crâne répond à la réalité, la face peut être solidaire des violences appliquées sur la partie antérieure du crâne. On lira plus loin le récit d'expériences desquelles il résulte qu'en dehors même des grands fracas, le maxillaire supérieur se brise toujours à l'occasion d'une fracture du frontal.

INFLUENCE DES SUTURES.

Le crâne doit à la disposition de ses sutures des qualités de résistance que l'on a sans doute exagérées, car les sutures font défaut aux deux périodes extrêmes de la vie : pendant l'enfance et, suivant les sujets, à l'approche de la vieillesse. C'est dans l'admirable Mémoire de Hunauld[1] qu'on trouve la première description didactique qui donne lieu à la théorie de l'influence des sutures; les membres de l'Académie Royale de Chirurgie l'ont acceptée sans restriction : c'est aujourd'hui un chapitre classique d'anatomie.

Se fondant sur la conformation des bords osseux des os du crâne, taillés en biseau, ici aux dépens de leur table externe, là aux dépens de leur table interne, Hunauld a cru pouvoir affirmer que, quel que soit le point frappé, l'effort se divise toujours de façon à ne pas se transmettre intégralement à un point donné.

Aussi, à la suite d'un choc vertical sur le vertex, l'aplatissement de la suture sagittale aurait pour conséquence de porter en dehors le bord inférieur des pariétaux et en avant le bord inférieur du frontal. Dans ce mouvement, la portion écailleuse du temporal et la grande aile du sphénoïde portée en dehors résistent et transmettraient l'effort à la face par l'arcade zygomatique et à l'apophyse basilaire par l'aile sphénoïde et par le rocher. La force développée sur un quelconque de ces points ne représenterait évidemment qu'une partie de la force initiale.

Cette explication laisse précisément dans l'ombre la disposition anatomique qui résulte du rôle joué par les sutures : je veux parler de l'intime accollement des os de la tête.

L'individualité de chacun de ces os semble constituer plutôt un vestige du développement du crâne, que répondre à

1. Comptes rendus de l'Académie des sciences, 1730.

un but spécial dans le mécanisme de cette boite osseuse : nous ne devons pas méconnaitre que l'existence du tissu moins dense qui garnit les surfaces suturales, ajoute à l'élasticité de l'ensemble, mais ce serait aller trop loin que d'admettre dans toute sa rigueur la théorie de Hunauld ; la pratique tire d'ailleurs peu de profit de ces ingénieuses conceptions.

INFLUENCE DE LA DURE-MÈRE.

Quand on étudie les conditions de résistance d'une pièce aussi complexe que le crâne, aucun élément n'est à dédaigner : plusieurs petites forces, insignifiantes isolément, forment une somme qui s'ajoute aux autres et concourt à la solidité du tout. A ce titre, nous devons parler de l'influence de la dure-mère.

Nous avons été frappés de ce fait que les grands épanchements de sang situés entre cette dernière membrane et le crâne, si fréquents dans les fractures irradiées, sont une lésion presque exceptionnelle à la suite des enfoncements limités et des petites fractures par coup de feu. La source de cette collection de sang est souvent dans un rameau d'une artère importante, de la méningée moyenne, par exemple, qui a été déchiré ; mais cette cause n'est pas constante et, à coup sûr, elle n'est pas unique : il y a dans la manière dont le crâne se brise des circonstances qui préparent la formation de l'épanchement, et suivant que la fracture est irradiée, c'est-à-dire qu'elle est la conséquence de la dépression d'une surface courbe étendue, ou suivant qu'elle consiste en un enfoncement, c'est-à-dire que le choc n'a pas laissé au mouvement le temps de se communiquer aux parties voisines, la dure-mère est diversement éprouvée.

« La dure-mère, dit le professeur Sappey[1], adhère aux parois

1. Sappey. Traité d'Anatomie. T. III, p. 11.

du crâne comme le périoste adhère aux os. Cette adhérence, établie à l'aide de prolongements fibreux et *vasculaires* qu'on aperçoit très-bien lorsqu'on examine la dure-mère sous l'eau, ne se montre pas également intime sur tous les points.» Ces liens vasculaires sont effectivement tiraillés et rompus dans une étendue variable, chaque fois que le crâne se déprime assez profondément pour se fêler. Si l'on essaye de redresser une languette d'os, d'un pariétal par exemple, on comprend *à priori*, que dans cette tentative la surface concave subit une extension, à laquelle la dure-mère participe dans les limites de son élasticité. Quand la languette osseuse se brise, la dure-mère n'est pas seulement décollée au voisinage de la solution de continuité, elle est tiraillée assez loin, et on peut s'assurer qu'elle est devenue plus longue que la surface qu'elle recouvrait exactement avant la brisure. Ce tiraillement à distance a pu produire au loin l'arrachement des prolongements fibreux et vasculaires qui rattachent la méninge à l'os et préparer en grande partie, sinon produire l'épanchement sanguin qui appartient aux fractures dans lesquelles le tiraillement de la dure-mère est le plus étendu : aux fractures irradiées.

Si, quand l'os se redresse, un pareil tiraillement se produit à distance, nous sommes autorisés à regarder ces petits tractus fibreux et vasculaires, comme autant d'obstacles au redressement, et par conséquent comme les éléments d'un mode spécial, très-accessoire il est vrai, mais réel de résistance : une expérience, très-facile à reproduire, peut nous éclairer sur ce point :

Expérience : On divise, par deux sections parallèles, éloignées de 5 centimètres, une tranche du crâne située à la partie antérieure des pariétaux. On partage cette pièce en deux parties égales et l'on peut opérer ainsi sur des pièces exactement symétriques, de même surface, de même épaisseur, de même courbure, tout à fait comparables en un mot. Un seul de ces morceaux est dépouillé de la dure-mère.

On les serre également entre les mors d'un étau à droite et à gauche d'une règle de bois sur laquelle on pourra dessiner leurs diverses positions pendant le redressement.

A ce moment les arcs osseux rencontrent exactement le trait de la règle qui marque 2 centimètres de hauteur.

Fig. 13[1].

La pièce de pariétal dépourvue de dure-mère (fig. A) décrit pour se briser, un arc de cercle dont la projection sur la règle est représentée par 12 mm. 5: la projection de la pièce homologue (fig. B) munie de sa dure-mère est de 27 mm., soit une différence de hauteur de 14 mm.5.

L'expérience répétée plusieurs fois dans ces conditions a invariablement donné des résultats, moins accentués peut-

1. Échelles graduées de 3 centimètres de long. Le premier centimètre de A et de C est divisé en millimètres.

A Portion du pariétal droit, dépourvue de dure-mère.

B Portion du pariétal gauche, munie de sa dure-mère, largeur de 5 centimètres, épaisseur moyenne de 0,9 mm., longueur 12 centimètres.

C Portion du pariétal gauche, dépourvue de dure-mère.

D Portion du pariétal droit, munie de sa dure-mère, largeur de 2 cent. 5, épaisseur moyenne 0,8 mm., longueur 12 centimètres.

être, mais toujours concordants : aucune expérience n'a donné de résultats contradictoires.

Reprise avec des tiges de pariétal plus étroites, 2 cent. 5 de large (fig. C et D), l'expérience nous a toujours montré que la dure-mère ajoute à l'élasticité du crâne et éloigne le moment de la fracture, en opposant, selon toute apparence, aux efforts de redressement une résistance uniformément répartie dans ses mille tractus fibreux et vasculaires qui, finissant par céder, facilitent la collection du sang entre la voûte osseuse et la membrane fibreuse.

La dure-mère, et nous ne croyons pas avancer un paradoxe, serait donc, dans une certaine mesure, *un élément de protection du crâne.*

ÉLASTICITÉ DU CRANE.

Avec ces dispositions qui assurent si merveilleusement sa solidité, le crâne possède une élasticité propre en vertu de laquelle il peut subir sans se briser un effort de dépression assez considérable.

Victor Bruns, de Tubingue[1], a fait, sur ce sujet, une série d'expériences qu'il n'est pas inutile de rappeler ici.

Cet observateur prenait des crânes dépouillés de leurs parties molles et séparés de la face par un trait de scie, et les soumettait à des pressions variées entre les deux branches d'un étau.

Des précautions étaient prises pour éviter l'enfoncement de l'étau dans le crâne.

« Au moyen d'un compas d'épaisseur, dit l'auteur, je constatais l'aplatissement ou l'allongement corrélatifs d'une ligne antéro-postérieure et d'une ligne transversale dessinées sur

1. V. Bruns, *loc. cit.*

la face externe du crâne, et se croisant au milieu du sinciput.

« Ces recherches m'ont permis de conclure que :

« 1° Le crâne peut être comprimé dans une certaine mesure sans se briser, avec une diminution notable de ses diamètres, et qu'il est assez élastique pour reprendre ses dimensions aussitôt que la pression a cessé.

« 2° La diminution d'un des diamètres, du transversal, par exemple, correspond, comme on pouvait le prévoir, à une augmentation du diamètre antéro-postérieur; la diminution du diamètre transversal se constate directement; l'augmentation antéro-postérieure se mesure par l'augmentation de la voûte.

« 3° Il est *vraisemblable* que l'augmentation et la diminution des différents diamètres sont entre eux dans un rapport constant.

« En comprimant un crâne suivant son diamètre antéro-postérieur, voici ce que la mensuration a permis de constater :

« Avant l'expérience, le diamètre antéro-postérieur mesure 169 millimètres, et le transversal 154 millimètres. Si l'on comprime progressivement le crâne suivant son grand axe, on obtient les rapports suivants :

D. antéro-postérieur. . 165^{mm}	D. transversal.	154^{mm}
— . . 163	—	157
— — . . 161	—	159
— — . . 158	—	159

« Si pour un raccourcissement de 11 millimètres (169-158) dans le diamètre antéro-postérieur, on n'a constaté que 5 millimètres d'augmentation dans le diamètre transversal, cela tient sans doute à une élévation de la courbe de la voute, qui n'a pas été mesurée.

« Une autre expérience a porté sur la compression du diamètre transversal du crâne. Voici les résultats obtenus :

Diamètre transversal comprimé.		Diamètre antéro-postérieur augmenté.	
Mesure initiale	137mm	Mesure initiale. . . .	147mm
—	134	—	148
—	132	—	150
—	128	—	152
—	124	—	155
—	122	—	155

« Si à ce moment on enlève la compression, on voit le diamètre transversal du crâne, dont l'élasticité était fatiguée, ne revenir qu'à 135 millimètres, perdant ainsi 2 millimètres.

« Si l'on pousse la compression latérale jusqu'à réduire le diamètre transversal à 121 millimètres, il se fait une fracture du temporal droit, avec enfoncement des fragments.

« 4° Le degré d'élasticité du crâne est très-variable suivant es individus ; il varie surtout avec l'âge. Ainsi, un crâne de nouveau-né a pu perdre 15 millimètres de son diamètre transversal sans se briser, tandis que sur le crâne d'un garçon de douze ans, une dépression transversale de 5 millimètres s'accompagne d'une fracture de la base. »

Ces recherches ont de l'intérêt en ce qu'elles manifestent l'élasticité du crâne, mais, cette élasticité, elles ne nous la démontrent qu'approximativement, sans nous apprendre la quantité de force qui a été développée pour la mettre en jeu. C'est là une objection importante ; mais en voici une capitale :

Dans l'immense majorité des cas, la fracture succède à une violence brusquement appliquée ; or, il est difficile de comparer les résultats d'une pression lente et étudiée comme celle des expériences qui précèdent, à ceux d'un choc soudain et inattendu. Les expériences de Bruns sont donc loin d'avoir l'importance d'application que l'auteur semble leur attribuer.

MÉCANISME DES FRACTURES DU CRANE.

Cette question de l'élasticité de la boîte crânienne est d'un intérêt capital : elle est pleine de conséquences et porte en elle la solution de plus d'un problème relatif à la production des fractures.

Nous l'avons abordée sans idée préconçue, nous avons analysé avec la patience que l'importance du sujet commandait, la quantité de force qui la met en jeu, les variations qu'elle subit suivant les diverses régions du crâne, l'influence des pièces de résistance sur la forme et l'étendue des dépressions contre lesquelles elle réagit, et nous ne croyons pas nous tromper en disant que ces recherches confirment de la manière la plus satisfaisante les données de l'anatomie normale et de l'anatomie pathologique.

Dans une sphère, toute section faite par un plan étant un cercle, on peut envisager le segment ainsi produit comme sillonné par une série infinie d'arcs qui se coupent au pôle et qui correspondent aux grands cercles perpendiculaires au plan équatorial de la sphère.

Une pression exercée *normalement* sur le centre de figure

de cette portion de sphère dont nous supposons le pourtour dépourvu d'appui fixe, tend à déprimer chacun de ces arcs, c'est-à-dire, à en augmenter le rayon.

Si la force agit uniformément, toutes choses égales d'ailleurs, avec une égale intensité sur chacun de ces arcs, la surface de dépression est un cercle dont le centre correspond au pôle de la calotte sphérique.

Supposons la calotte coupée par deux plans perpendiculaires l'un à l'autre et se rencontrant au pôle. Si les extrémités d'un de ces arcs reposent sur deux appuis fixes, tandis que es extrémités de l'autre arc sont libres, la résistance cessera d'être uniforme : la surface de dépression sera une ellipse dont le grand axe répondra au plan de l'arc dont les extrémités sont libres.

Si le solide est homogène, si les appuis fixes sont réguliers, si la pression ne fait pas dévier la fibre moyenne du plan vertical, la surface de dépression sera régulière; réciproquement nous serons autorisés à voir dans les inégalités de la figure de cette surface les inégalités que pourront présenter la consistance, les appuis et la direction de la force déprimante : une surface irrégulière, trahira une irrégularité des points d'appui.

Quelques expériences simples démontrent les propositions qui précèdent :

Une bille de billard, en ivoire homogène, de 35 millimètres de rayon, est décapée à l'émeri et enduite d'une couche de cirage.

Cette bille, dont le poids est de 350 grammes, est déposée sur une dalle lisse et blanche : elle y laisse une empreinte de 4 millimètres carrés.

A la suite d'une chute de 50 centimètres de hauteur qui lui ait rencontrer le sol avec une vitesse de 4 m. 14 et une force vive [1] de $0^{km},350$, l'empreinte répond à une surface parfaitement circulaire de 100 millimètres carrés.

1. « A l'état d'équilibre ou de repos, la puissance mécanique d'un corps quel-

A la suite d'une chute de 1 mètre (vitesse $= 4^{m},43$; force vive de $0^{km},700$), l'empreinte, toujours circulaire, mesure près de 400 millimètres carrés.

Nous n'insistons pas sur les chiffres et nous ne prétendons pas encore établir ici une relation entre la hauteur de la chute et la surface de dépression ; il nous suffit de reconnaître que la dépression des arcs, également soutenus, ou plutôt également dépourvus d'appui, s'est faite également dans tous les sens, et que cet égal redressement des courbes qui se coupent au point frappé, s'est trahi par une figure parfaitement circulaire.

L'ivoire n'est pas homogène, et à une certaine hauteur l'élasticité de la bille ne s'exerce pas également dans toutes ses parties : on reconnaît, par exemple, que la dépression est plus considérable sur la courbe perpendiculaire que sur la courbe parallèle aux fibres : on peut envisager cette dernière comme empruntant à sa constitution même des conditions de soutien qui manquent à la première. Si on la laisse tomber de $2^{m},50$ (vitesse $= 7^{m},01$; force vive $= 1^{km},75$), on entend un craquement significatif : la bille d'ivoire est brisée en deux morceaux presque égaux.

conque se réduit à une simple pression proportionnelle à la masse M et dont la mesure est le poids P de ce corps.

« On désigne sous le nom de *force vive* (cette expression n'a aucun rapport de signification avec les activités des êtres organisés), la puissance mécanique d'un corps en mouvement.

« Pour élever à une hauteur H un corps *parfaitement dur* du poids P, on dépense une force motrice $P \times H$... En tombant librement de cette hauteur H sous l'influence de la pesanteur, ce corps a acquis une certaine force vive ; au moment du choc contre un corps parfaitement élastique, cette force vive acquise a développé, en s'éteignant, une force motrice capable de faire remonter ce corps à la hauteur H dont il est tombé, c'est-à-dire d'accomplir un travail PH égal au travail primitif de soulèvement du corps. » (Gavarret, *Phénomènes physiques de la Vie*, p. 41.)

Cette formule PH n'est que l'expression de la force absorbée par l'inertie du corps, pendant son élévation, et restituée pendant sa chute ; mais au moment du choc sur le sol, la gravité y ajoute une quantité mesurée par le poids du corps : $F = P \times PH ; = 2\ PH$.

L'impression laissée sur la dalle n'est plus circulaire, elle est allongée; et si l'on a pris la peine de bien déterminer la position de la bille au moment du choc, on reconnait que le grand diamètre de cette empreinte ellipsoïde est *perpendiculaire à la direction de la fracture.*

Cette petite expérience et les expériences qui ont été faites sur des crânes suivant la même méthode de recherches, n'intéresseront que médiocrement la clinique, mais elles nous ont paru dignes d'attention au point de vue du mécanisme, et nous devons en analyser ici même les conséquences.

Nous pouvons, d'après la surface de ces taches consécutives à la simple application sur le sol et à une chute de hauteurs différentes, déterminer avec une exactitude suffisante la somme de dépression subie par le corps soumis au choc et en déduire la quantité de résistance qu'il a opposée avant de subir une solution de continuité.

Cette résistance, nous le savons bien, n'est pas la même à tous les instants de la dépression. Chercher la loi rigoureuse à laquelle elle obéit serait une entreprise en dehors de notre plan et au-dessus de nos forces; mais nous pouvons obtenir entre deux dépressions une valeur numérique, grâce à laquelle nous pourrons comparer les effets produits par un choc et une vitesse acquise, à l'effet analogue que produirait la simple pression d'un poids sans vitesse acquise.

Nous pouvons en effet envisager la portion frappée, qu'elle appartienne à une bille de billard ou à un crâne, comme un cône ou une pyramide tronquée très-obtuse. La hauteur de cette pyramide décroîtra à mesure que la force vive augmentera, et chacune des empreintes nous représentera une section faite dans la pyramide, par un plan parallèle. *Or, les sections faites dans une pyramide par des plans parallèles sont proportionnelles aux carrés de leur distance au sommet de la pyramide.* On voit comment nous pourrons avoir la mesure de a dépression.

Cette mesure de la dépression est indispensable à connaître pour déterminer en kilogrammes les effets du choc direct.

Soit un crâne pesant 2 kil. 354 gr. projeté successivement sur le sol de 50 centimètres, 1 mètre et 1 mètre 50 de hauteur. L'enfoncement qu'il subit par le fait de chute de cette dernière hauteur est de 0,008 millimètres. Nous voulons savoir à quelle pression en kilogrammes correspond cet effet du choc [1]. Nous trouvons dans Poncelet [2] une méthode de calcul qui nous permet de tirer parti de cette indication.

L'enfoncement étant de 0,008 mm., le crâne est descendu en réalité de $1^{m},508$, la quantité du travail développée par la pesanteur sera : $P \times H = 2,354 \times 1,508 = 3,5498$, ou, en compte rond, de 3,550.

3,550 c'est la mesure du travail nécessaire pour produire l'enfoncement de 0,008 mm. avec des circonstances semblables, ou pour produire un effet identiquement égal.

Le crâne atteint le sol avec une force vive égale à :

$$2 \times 2.354 \times 1,50 = 7.062.$$

La dépression du sol étant négligeable, on peut dire que cette force vive est entièrement dépensée pour produire le changement de forme du crâne : mais la moitié de cette force vive est absorbée par l'inertie du crâne, et au moment où ce dernier rencontre le sol, la quantité de travail est représentée par $7.062 : 2 = 3^{km},531$, kilogrammètres entièrement employés contre la résistance du sol ; de plus, la gravité y ajoute, pendant que le crâne s'enfonce, une quantité mesurée par le produit du poids du crâne P et de la hauteur de cet enfoncement, soit $2.354 \times 0,008$.

1. Nous ne parlons ici, bien entendu, que des effets produits, et nous n'aurions garde de comparer la force vive avec la pression exercée par des poids sur une balance : ce sont des choses tout à fait distinctes et dont les unités de mesures, le kilogramme k, et le kilogramme km, sont sans aucun rapport entre elles.

2. Poncelet, *Introduction à la Mécanique industrielle, physique et expérimentale*, 3e édition, p. 170.

La quantité de travail consommée pour la dépression est donc égale à la moitié de la force vive + le produit de poids du corps par la hauteur de l'enfoncement:

$$3.531 + (2.354 \times 0{,}008) = 3^{km}.539.832.$$

Si maintenant on pose *doucement* sur le crâne un cylindre vertical dont la base ait la surface de la tache de dépression et dont la hauteur et le poids soient tels qu'au bout d'un temps plus ou moins long il s'enfonce des mêmes 0,008 m.m., la quantité d'action que la pesanteur aura développée sur le crâne pendant cette hauteur de dépression et qu'aura consommée la résistance du crâne sera le produit de 0,008 par le poids P du cylindre; soit $0{,}008 \times P$.

Les effets produits par les deux masses possédant, ici une *force morte*, là une *force vive*, étant identiques, les quantités de travail que ces effets supposent de la part de la résistance du crâne, devront être regardées comme égales; on aura donc:

$$P \times 0{,}008 = 3.539.832,$$

$$\text{d'où } P = \frac{3.539.832}{0{,}008} = 442 \text{ k. } 479,$$

Quatre cent quarante-deux kilogrammes, tel est donc le poids qui pourrait produire, *dans un temps plus ou moins long*, un effet égal à celui qui résulte, en un temps plus ou moins court, d'un poids 188 fois moindre tombant avec une vitesse de 5,43 due à la hauteur de $1^m,50$.

On nous pardonnera ces longs détails en raison de l'intérêt que ce procédé d'analyse de l'élasticité présente pour l'étude des fractures du crâne : après avoir déterminé par un calcul des plus simples quelle est la *force vive* de la bille d'ivoire à tous les moments de l'expérience, c'est-à-dire, quelle puissance mécanique elle possède après une chute de 50 centimètres, de 1 mètre et de $1^m,50$; nous avons eu de plus l'avantage de voir le mouvement moléculaire des divers arcs automatiquement imprimés; nous avons pu, grâce au graphique très-élémentaire que nous obtenions, abandonner les raisonnements, pour rentrer dans l'observation directe.

Nous aurions pu, à l'occasion de chaque essai, déterminer, par la mesure des surfaces de dépression, la hauteur approximative de cette dépression et en déduire la quantité de poids, en kilogrammes, capable de produire des effets identiquement égaux à ceux de la force vive, en des temps plus ou moins longs; mais sans poursuivre toujours cet ordre de recherches qui inspirent plus de curiosité que d'intérêt, nous avons employé ce procédé pour étudier l'élasticité du crâne et le mécanisme des fractures.

Nous nous sommes constamment servis de crânes frais, contenant encore l'Encéphale, séparés ou non de la face suivant les circonstances, mais toujours dépouillés du péricrâne, afin de simplifier autant que possible les termes du problème.

Les figures 1, 2, 3, 4 se rapportent à l'expérience faite sur le crâne d'un homme de 37 ans. Ce crâne, ovoïde, rond, symétrique, pèse 2325 grammes. Il est très-épais : l'épaisseur maximum (bosse occipitale) est de 23 millimètres, l'épaisseur minimum (écaille du temporal) est de 4 millimètres.

Le choc a eu lieu sur le vertex, à l'union du tiers postérieur avec les deux tiers antérieurs de la suture sagittale.

La figure 1[1] représente l'empreinte après une chute de 3 centimètres.

1. Cette figure et celles qui suivent sont le *fac-simile* exact des taches que les crânes noircis ont imprimées sur le sol dans des chutes de hauteurs différentes.

Nous avons appliqué sur la dalle même sur laquelle nous faisions choir les crânes, une feuille blanche de papier ordinaire avec une pression modérée : le dessin des dépressions subies par le crâne au moment de sa chute, s'imprimait par un procédé analogue à celui de la lithographie. Avant que la matière grasse, que tous les cirages contiennent, ait eu le temps de s'étendre et de donner à la figure des dimensions excessives, nous traçons le pourtour de la tache avec un crayon. Cette figure représentait la réalité renversée; les parties droites étaient à gauche et réciproquement. Nous la découpions, nous la renversions sur une feuille blanche, et avec un pinceau chargé

La figure 2 représente l'empreinte après une chute de 50 centimètres. La vitesse était en arrivant sur le sol de 3m,14[1].

La force vive de la masse est de 2km,325.

C'est un cercle presque parfait, et si nous envisagions le crâne comme un solide géométrique nous pourrions dire que les deux grands arcs principaux ont subi une égale dépression. Cette dépression s'est opérée régulièrement, sans qu'un des points de la surface résistât plus qu'un autre. Les petites dentelures n'ont pas d'importance : l'ensemble de la figure est circulaire sans avoir toutefois la régularité parfaite des taches faites par la bille de billard.

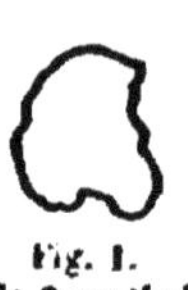

Fig. 1.
Chute de 3 centimètres.

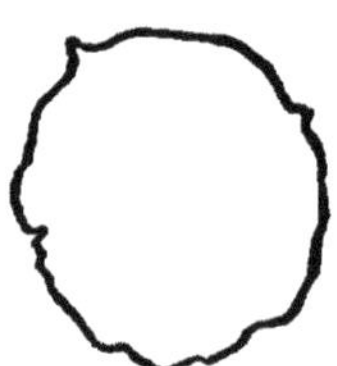

Fig. 2.
Chute de 50 centimètres.

La figure 3, qui s'imprime après une chute de 1 mètre et avec une vitesse de 4m,43, la force vive étant de 4km,650, est moins régulière : son grand axe répond à la ligne médiane et nous montre que le système de la grande courbe antéro-postérieure a fléchi davantage.

A la suite d'une chute de 1m,50 (soit une force vive de

d'encre de Chine nous colorions la pière découpée et la feuille nouvelle. Toute la surface extérieure à notre découpure était noircie, nous avions une surface blanche centrale qui représentait le *fac-simile droit* de la tache de cirage.

On nous pardonnera d'entrer dans ces détails minutieux, ils sont indispensables à connaître pour qu'on puisse obtenir des résultats comparables avec les nôtres, si l'on prend la peine de reproduire les expériences qui suivent.

1. Nous empruntons le chiffre de ces vitesses à la table donnée par M. Navier, dans les Additions à l'Architecture hydraulique de Belidor.

$6^{km},975$ et une vitesse de $5^{m},43$), on entend un craquement et l'on recueille la figure 4.

Le grand axe en est transversal : c'est le système de la grande courbe transversale qui a fléchi.

La fracture est précisément perpendiculaire à cet arc redressé : elle descend dans la partie droite de la fosse occipitale, commençant un peu en avant du point frappé, et descendant dans la fosse occipitale droite derrière le rocher.

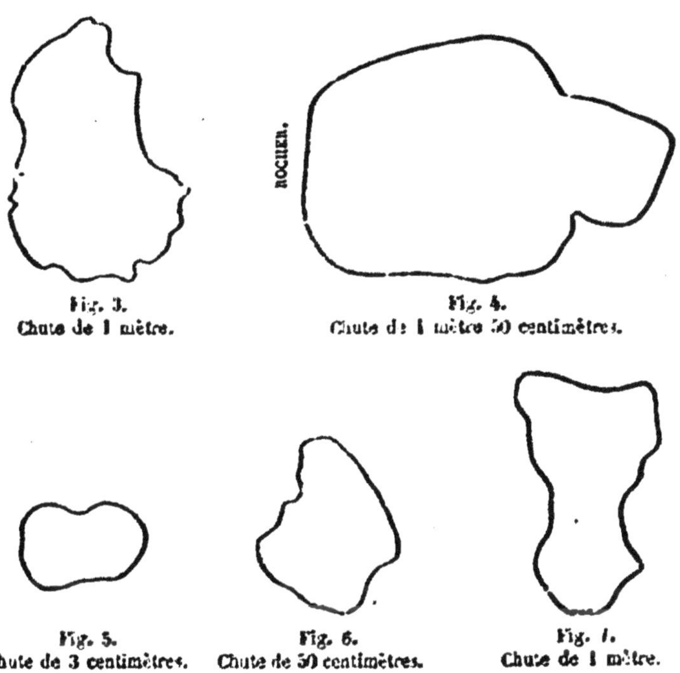

Fig. 3. Chute de 1 mètre.

Fig. 4. Chute de 1 mètre 50 centimètres.

Fig. 5. Chute de 3 centimètres.

Fig. 6. Chute de 50 centimètres.

Fig. 7. Chute de 1 mètre.

Femme de 20 ans. Crâne ovale, symétrique, très-mince : l'épaisseur maximum (bosse occipitale) est de 15 millimètres ; l'épaisseur minimum (écaille du temporal) est de 2 millimètres ; le crâne pèse 2060 gr. avec le cerveau, bien entendu.

Le choc a lieu en avant de la bosse pariétale gauche.

La figure 5 représente l'empreinte laissée par une chute de 3 centimètres.

La figure 6 n'est pas beaucoup plus étendue, elle est marquée par une chute de 50 centimètres : soit une vitesse de $3^m,14$ et une force vive de $2^{km},06$; enfin la figure 8 est donnée par une chute de 1 mètre, accompagnée de craquement : soit une vitesse de $4^m,43$ et une force vive de $4^{km},12$.

Le grand axe de cette dernière est vertical, ce qui est rare dans cette région : nous pouvons dire que les arcs antéro-postérieurs du crâne ont tenu bon et que la flexion s'est produite surtout aux dépens des arcs verticaux. Effectivement, nous trouvons (je cite textuellement mes notes) une fêlure antéro-postérieure presque horizontale de l'écaille qui commence au-dessus du trou auditif et qui se porte vers la grande aile du sphénoïde.

Les faits que nous venons de rapporter et les dessins qui les accompagnent nous permettent d'énoncer les propositions suivantes :

1° Il est possible de déterminer la quantité de *force vive* que possède un crâne après une chute de diverses hauteurs, et sans comparer cette force vive, exprimée en *kilogrammètres*, à la force morte exprimée en *kilogrammes*, nous pouvons déduire de la hauteur de l'enfoncement la valeur des poids dont l'*effet* de pression équivaudrait à l'*effet* de choc de la force vive.

2° Quand les arcs cardinaux reçoivent une poussée inégale, la dépression se fait suivant une figure allongée dans le sens de l'arc le plus redressé; dans tous les cas, la forme et l'étendue des dépressions subies par le crâne nous le démontrent : *une fêlure est la conséquence du redressement violent d'une des surfaces courbes du crâne.*

3° Le trait de la fracture est perpendiculaire au grand axe de la figure.

Nous n'avons pas encore parlé des murs-boutants auxquels nous avons attribué une grande importance dans un chapitre précédent. Nous devons chercher quelle influence ils peuvent avoir sur le redressement des courbes et si la figure des empreintes nous renseigne sur la part qu'ils prennent à la résistance.

Soit la partie latérale moyenne du crâne, c'est-à-dire une région qui aurait pour limites : en haut la suture sagittale et la partie antérieure de la bosse pariétale, en avant le bord externe du frontal, en arrière la partie moyenne du pariétal et qui se continue en bas avec la fosse temporale. Nous la supposons régulière : tout effort, tendant à la déprimer, agira soit sur sa courbure verticale, soit sur sa courbure antéro-postérieure, soit sur les deux courbures à la fois.

Chacune de ces courbures repose par ses deux extrémités sur deux appuis fixes de solidité inégale.

La courbe horizontale a pour appuis le rocher en arrière, la grande aile du sphénoïde en avant. La courbe verticale s'appuie par son extrémité supérieure sur toute la moitié opposée du crâne et par son extrémité inférieure sur la portion de la Base qui répond à l'angle rentrant formé par le rocher et par la grande aile du sphénoïde, contre le Centre de Résistance du crâne. Ces deux points d'appui, le supérieur surtout, présentent une solidité presque inébranlable :

Femme de 72 ans. Crâne arrondi, symétrique. 2225 grammes. Épaisseur maximum (bosse occipitale, 21 mm.) ; épaisseur minimum (écaille du temporal, 3 mm.).

Le choc porte sur la bosse pariétale droite, un peu en avant. Les figures 8 et 9 représentent les empreintes fournies par une chute de 50 centimètres : soit une vitesse de 3^{m},14 et une force vive de 2^{km},225 ; et de 1 mètre de hauteur : soit une vitesse de 4^{m},43 et une force vive de 4^{km},450.

Quoique répondant à une quantité de force vive différente, elles ont une surface presque équivalente et ne trahissent aucune prédominance sensible dans la dépression d'une des deux courbes cardinales.

A la suite d'une chute de 1^{m},50, soit une vitesse de 5^{m},43 et une force vive de 6^{km},675, on entend le bruit de pot fêlé et on obtient l'empreinte n° 10.

La ligne horizontale qui la termine nettement en haut, dџ côté du vertex, représente la résistance que le point d'app

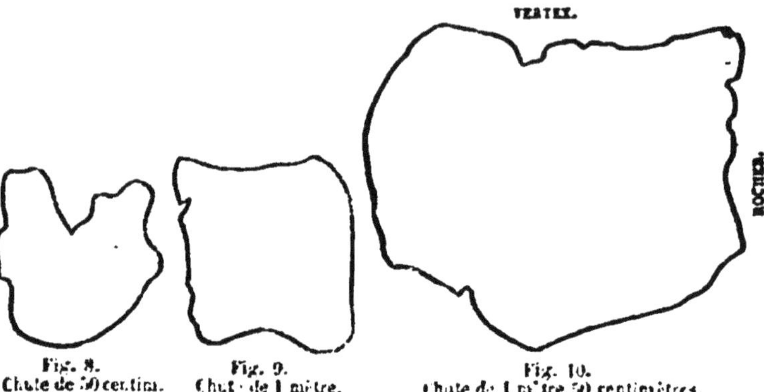

Fig. 8. Chute de 50 centim.

Fig. 9. Chute de 1 mètre.

Fig. 10. Chute de 1 mètre 50 centimètres.

de la courbe verticale emprunte à la moitié opposée de la tête.

Nous trouvons une fracture étendue un peu obliquement du point frappé à la partie antérieure de la fosse temporale : la fêlure écorne la partie mince de la grande aile du sphénoïde et s'arrête à l'extrémité externe de la fente sphénoïdale.

De la partie moyenne de ce trait se détache une fêlure qui coupe l'angle mastoïdien du pariétal et s'arrête au niveau de la base du rocher, demeuré intact.

C'est la courbe horizontale qui a tout supporté et dont la dépression a causé la fracture : la direction allongée de l'empreinte nous l'indiquait de premier abord. Cette courbe a pour appui en avant le mur-boutant orbito-sphénoïdal, en arrière le rocher : de ces deux appuis le premier possède une souplesse relative, le second est beaucoup plus fixe, grâce à sa structure et grâce à la solidité de l'occipital qui le soutient : le bord postérieur de la figure 10 vertical et presque rectiligne et le bord antérieur doucement arrondi semblent accuser ici les différences de résistance qu'ils sont susceptibles d'opposer à une poussée.

Cette fracture présente cette particularité que l'angle de la bifurcation de la fêlure répond directement au rocher en avant et en arrière duquel la violence s'est inégalement répartie. C'est une forme tout à fait exceptionnelle : sous l'influence d'une violence de ce genre, la courbe transversale se déprimant, c'est d'ordinaire vers son milieu que le crâne se brise.

Ce qui se passe pour la région latérale moyenne du crâne, on l'observe encore dans la région antérieure et dans la région postérieure.

Partout la poussée traumatique rencontre une surface arrondie dont la résistance peut être rapportée au système de deux courbes cardinales ; — partout la courbe verticale a pour appui en haut toute la portion opposée du crâne ; la courbe transversale au contraire a pour appui l'extrémité d'un des murs-boutants que nous avons décrits plus haut, et ces murs-boutants se laissent écarter *dans une certaine mesure* : c'est cette courbe transversale qui se redresse, c'est elle qui se brise et se laisse couper par ces fractures s'irradiant vers la base « par la courbe du plus court rayon. »

L'irradiation habituelle des fêlures sur le milieu de la base du crâne, ne reconnaît pas d'autre cause que la facilité relative avec laquelle le système des courbes horizontales et les pièces de Résistance qui leur servent d'appui, se prêtent à la dépression, lorsqu'un choc a lieu.

Qui sait si cette mobilité relative des murs-boutants ne doit pas rendre compte de la forme fissuraire qui est particulière au crâne ? Si ces pièces d'appui demeuraient absolument fixes, si elles ne cédaient pas un peu, ne trouverait-on pas plus souvent des traits multiples, des esquilles et toutes les lésions du grand fracas ?

Le même procédé graphique nous a permis de voir combien une pièce de résistance accessoire, la pièce fronto-nasale, tient solidement contre les violences.

Crâne d'une femme de 34 ans, ovoïde arrondi, pesant 1850 grammes, avec le cerveau. Le choc porte à 3 centimètres au-dessus de l'orbite droit, à 2 centimètres de la ligne médiane, c'est-à-dire exactement sur la limite de la pièce de résistance fronto-nasale.

D'une hauteur de 50 centimètres, le crâne rencontre la dalle avec une vitesse de $3^{m},14$ et une force vive de $1^{km},850$. Elle laisse sur la dalle l'empreinte n° 11, que nous n'avons pas à analyser.

D'une hauteur de 1 mètre, la vitesse est de $4^{m},43$, la force vive est de $3^{km},70$ et l'empreinte n° 12 est obtenue.

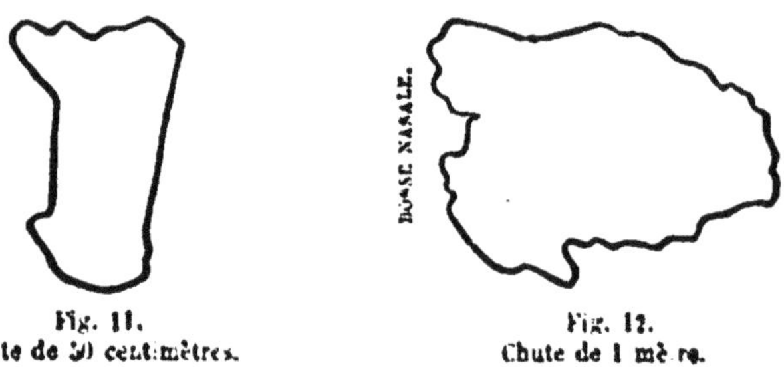

Fig. 11.
Chute de 50 centimètres.

Fig. 12.
Chute de 1 mètre.

Cette empreinte est allongée transversalement, ce qui nous indique que la dépression a porté surtout sur le système des arcs transversaux, arcs dont l'extrémité externe a pour appui la pièce orbito-sphénoïdale, et dont l'extrémité interne a pour appui la pièce naso-frontale. Or le choc a porté immédiatement contre cette pièce, et nous pouvons constater que le redressement a été limité de ce côté : la portion la plus haute de la figure 12 répond à cette pièce même et nous met sous les yeux ce que la théorie nous faisait concevoir.

La fracture consiste en un trait descendant verticalement à droite de la bosse nasale : ce trait coupe le rebord orbitaire au niveau du trou sus-orbitaire, divise d'avant en arrière la partie correspondante de l'étage antérieur en se maintenant à 1 centimètre des limites de la lame criblée, puis il coupe obliquement le plancher du chiasma et s'arrête dans le trou optique du côté gauche.

Ces deux figures nous montrent que, si c'est par la dépression exagérée de la courbe transversale que la fracture s'est produite, la courbe verticale n'a pas laissé de prendre part aux actions élastiques de la boite crânienne, puisque c'est d'abord sur elle, ainsi que le montre la figure 11, que la dépression a surtout porté.

Nous sommes loin de la théorie des vibrations ellipsoïdes soutenue avec talent par Saucerotte et adoptée, dans son principe du moins, par les auteurs du *Compendium*.

Il semble qu'il suffisait d'avoir démontré que le crâne n'est pas un solide géométrique pour ruiner la théorie des vibrations ellipsoïdes; les auteurs du *Compendium* ne l'ont pas cru. « Ce qui nous parait démontré, disent-ils[1], c'est que cette boite osseuse qu'on appelle le crâne, présente, dans ses conditions de construction, assez de rapports avec la sphère pour qu'on puisse, *sans forcer l'analogie*, lui appliquer les lois générales qui régissent dans les corps de cette forme la transmission des mouvements, et que, par cela même qu'elles excluent la régularité dans la distribution du mouvement et l'égalité dans la résistance, les circonstances mentionnées plus haut expliquent et justifient la théorie des fractures par contre-coup. Tout se résume, dans cette théorie, en cette proposition sommaire : *Que l'ébranlement propagé dans les parois crâniennes y produit,* PAR UNE SORTE DE CHOC MÉDIAT, *une solution de continuité dans les points que leur fragilité, leur minceur, l'exagération de leur courbure rendent les moins propres à la résistance;* elle est tout entière fondée sur la supposition d'inégalités dont l'observation anatomique ne démontre que trop l'exactitude. »

Que Denonvilliers, que M. Gosselin notre premier maitre

1. *Compendium de chirurgie*. T. II, p. 577.

nous le pardonnent : nous ne pouvons accepter cette théorie séduisante, qu'ils ont rendue classique : elle ne résiste pas à l'expérience.

Si tant de mouvements se passent dans la totalité du crâne à l'occasion d'un choc appliqué sur un des points de la surface, nous nous demandons comment il se fait qu'une fracture à grand fracas puisse se localiser à l'un des côtés du crâne (Obs. 5), et que le trait puisse se rendre (pièce 27) du front vers l'occiput en suivant précisément la ligne médiane, en coupant même ce que nous avons appelé le Centre de Résistance. La propagation de l'ébranlement ne devait-elle pas exercer de préférence ses effets sur les points *fragiles*, *minces*, *d'une courbure exagérée?*

Mais ce sont là des cas du grand fracas et l'on nous répondra que ces cas ne prouvent rien au point de vue du mécanisme.

Nous ne nous arrêterons pas à demander pourquoi à la suite d'une fêlure étendue de l'occipital, le rocher qui pourrait bien, grâce à sa solidité, transmettre, sans se briser, à travers sa masse l'ébranlement moléculaire à la fosse moyenne, pourquoi le rocher se brise en travers. Nous irons plus loin : nous demanderons à l'expérience quelle est la valeur des ébranlements dont le crâne est le siége et si, dans le cas où cet ébranlement aurait les qualités qu'on lui prête, il est capable de transmettre aux parties faibles une portion de la poussée traumatique, sous forme de *choc médiat*.

Ce *choc médiat*, que peut produire la propagation de l'ébranlement, nous sommes en mesure de le reconnaître expérimentalement et de le prendre, pour ainsi dire, sur le fait.

Homme de 35 ans, mort phthisique.

Crâne volumineux, d'épaisseur moyenne, pesant, sans le cerveau et les méninges, 888 grammes.

On l'emplit avec précaution de paraffine sur un bassin plein d'eau chaude, après en avoir enduit la face interne avec de l'huile, et on laisse la matière se refroidir progressivement.

Le poids du tout, contenant et contenu, est de 3220 grammes.

Chute de 75 centimètres; le choc porte sur la partie antérieure de la bosse pariétale droite. La vitesse de la masse, en rencontrant le sol, est égale à 3m,84, la force vive est de 4km,082.

Il n'y a pas de fracture.

Nous nous sommes mis à dessein dans les conditions simples du choc sans fracture, afin qu'on ne puisse pas nous objecter que la violence s'est dépensée uniquement sur la région brisée, sans donner lieu aux propagations sur lesquelles repose la théorie des contre-coups.

On scie la calotte crânienne aussi bas que possible; on sépare sans peine le globe de paraffine de la boite osseuse, et voici ce que l'on constate :

Sur le point qui correspond exactement au point percuté, il existe une surface plane, sensiblement circulaire, suivant un rayon de 14 millimètres, et qui représente, autant qu'on peut en juger, une dépression de près de 8 millimètres. Une telle dépression suppose une force suffisante pour produire ailleurs, si la loi des vibrations est applicable ici, *un choc médiat* dans les points fragiles. Si nous ne trouvons pas de fractures en ces points, la paraffine aura, du moins, fixé les mouvements vibratoires dont la solution de continuité serait le dernier terme.

Nous avons cherché partout : sur l'écaille du temporal adjacent, sur l'écaille opposée, sur les orbites, sur les fosses cérébelleuses, sur le corps du sphénoïde (Béclard), sur les apophyses clinoïdes, sur tous les points, en un mot, « que leur fragilité, leur minceur, l'exagération de leur courbure rendent le moins propres à la résistance, » et nous avons trouvé la surface de la masse de paraffine exactement moulée sur toute la surface interne du crâne, nous n'avons rien vu qui nous autorisât à croire que le crâne ait été le siége des ébranlements et des vibrations extrêmes qui appartiendraient à la mécanique de la sphère.

INDÉPENDANCE DES DIVERSES RÉGIONS DU CRANE : FRACTURES MÉDIATES DE LA FACE.

Tous ceux qui ont écrit sur les fractures du crâne ont invariablement commis la faute d'envisager le crâne comme un tout géométrique : sphéroïde pour Sabourault[1], ovoïde pour Mehée de la Touche[2] et Béclard[3], ovale imparfait pour Saucerotte[4], sphéroïde tronqué pour Aran[5], le crâne a été étudié au point de vue de la fracture, comme un solide dont les parties seraient solidaires. Or l'indépendance des diverses parties de cette boîte osseuse est aussi complète que possible, en présence d'un traumatisme ordinaire, qu'on l'explique soit par l'existence de trois étages, comme l'a fait Aran, soit par la présence des trous de la base, « dans lesquels la fracture se perd le plus souvent », comme l'a écrit M. Trélat[6].

Nous croyons, pour notre part, que cette indépendance répond à l'action des diverses pièces de résistance dont l'anatomie normale nous a fait connaître la structure, et l'anatomie pathologique constater l'influence.

Le redressement de la courbe qui sépare deux murs-boutants, voilà quel est, si nous ne nous trompons, le phénomène fondamental, le *mouvement primitif* qui nous frappe dans l'étude du mécanisme de toutes les fractures, fracture simple limitée à un étage de la base, fracture plus complète occupant une plus grande étendue de la partie supérieure du crâne : voilà ce que démontre la longue analyse des faits qui précèdent. Nous verrons plus loin comment on explique l'irradiation successive ou simultanée d'une fêlure à deux étages.

1. *Prix de l'Académie de Chirurgie*. T. IX, p. 1. 1778.
2. *Traité des lésions de la tête par contre-coup*. 1774.
3. *Anatomie générale*.
4. *Prix de l'Académie de Chirurgie*. T. X, p. 282. 1778.
5. *Archives générales de médecine*. 1844.
6. *Des conditions de résistance du crâne*. Bull. Soc. anat. 1855, p. 121.

PL. 4

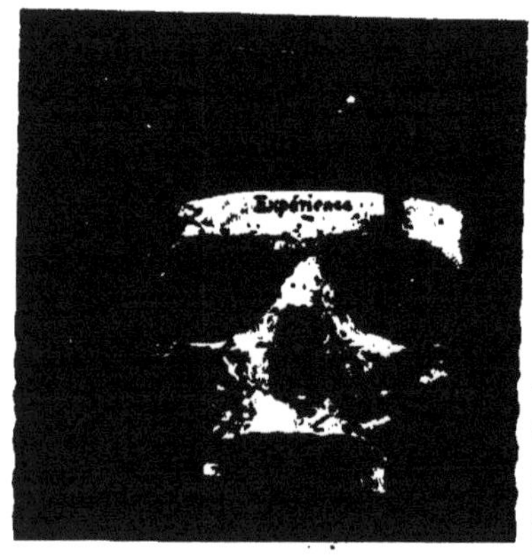

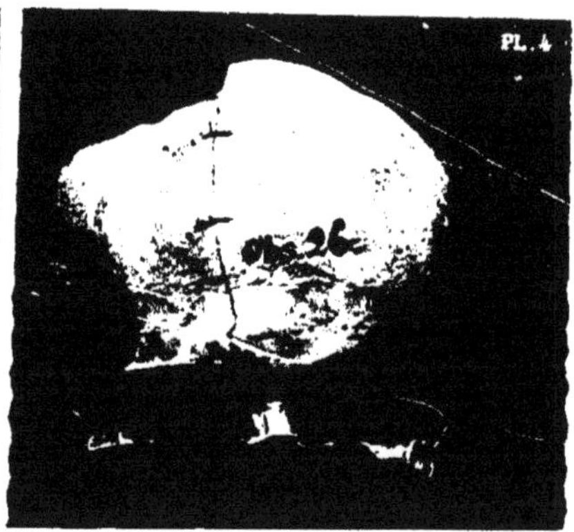

Mais nous irons plus loin : nous supposons que la forme des empreintes de dépression du crâne, que l'irradiation, pour ainsi dire constante des fractures vers la base, ne prouve rien en faveur du mécanisme si simple que nous attribuons à la production des fractures; voici quelques expériences qui démontrent que, sans ébranlement moléculaire, une fracture n'est que le simple résultat d'une courbure redressée et qui présenteront peut-être quelque intérêt :

Fille de 20 ans. Crâne assez mince.

Chute sur la partie droite du front : fracture étendue de la bosse frontale au trou optique; elle coupe le trou sus-orbitaire et le plafond de l'orbite en dehors de la lame criblée.

Si notre théorie est exacte, cette fracture est bien la conséquence du redressement de la courbe transversale qui sépare le mur-boutant orbito-sphénoïdal du mur-boutant naso-frontal. Or le redressement de cette courbe a pour conséquence forcée d'éloigner ces deux murs boutants l'un de l'autre.

Cet écartement, nous ne pouvons pas le prendre sur le fait et le mesurer à l'instant de la chute, nous pouvons du moins l'apprécier d'après un de ses résultats les plus saillants; ce résultat le voici :

Expérience. — La calotte crânienne étant détachée, on fait un trait de scie qui coupe verticalement le frontal jusqu'au-dessus du trou sus-orbitaire. (Pl 4, *a.*)

On engage dans ce trait de scie un ciseau épais de 8 à 10 millimètres au moins et on l'enfonce d'avant en arrière soit par un violent coup de marteau, soit par une série de coups mesurés. Les deux murs-boutants naso-frontal et orbito-sphénoïdal sont éloignés l'un de l'autre de toute l'épaisseur du ciseau, et l'étage antérieur présente une fracture antéro-postérieure qui se perd soit dans le trou optique, soit dans la fente sphénoïdale ou plus loin, *suivant la quantité de l'écartement.* Mais ce n'est pas tout; examinons le maxillaire supérieur : il est coupé par une fêlure qui isole la portion du sinus situé en dehors de la gouttière du nerf maxillaire supérieur.

C'est ce que nous avons observé avec TOUTES les fractures du front[1] que nous avons faites à l'amphithéâtre (elles sont au nombre de huit) et sur la seule de nos fractures du front à l'autopsie de laquelle les circonstances nous aient permis d'enlever la face.

L'apophyse orbitaire externe, en se portant en dehors, rencontre l'angle supérieur de l'os malaire, dont la surface d'engrènement oblique en bas et en dedans est bien disposée pour résister à ce mouvement : l'os malaire bascule en totalité, son apophyse frontale est portée en dehors et le maxillaire supérieur est fêlé dans son point le plus faible. Ce point le plus faible est précisément au-dessus des alvéoles molaires et au-dessous de l'angle externe qui s'articule avec l'os de la pommette.

La fracture du maxillaire supérieur dépend si bien du mouvement de bascule imprimé à l'os malaire par l'écartement de l'apophyse orbitaire externe, que cette fracture n'a pas lieu lorsqu'on divise transversalement l'os malaire par un trait de scie qui gagne la fente sphéno-maxillaire. On peut rendre plus saisissante cette démonstration, au moyen de deux procédés bien simples :

1° On scie obliquement de *dehors en dedans et de haut en bas* l'apophyse orbitaire externe et l'os malaire jusqu'au milieu de la fente sphéno-maxillaire. Malgré cette division la fracture du front s'accompagne d'une fracture du maxillaire supérieur.

2° On scie obliquement, mais *en sens inverse*, c'est-à-dire de bas en haut, l'os malaire à la partie moyenne du bord externe de l'orbite jusqu'à la partie moyenne et inférieure de la grande aile du sphénoïde. La fracture la plus étendue du front ne s'accompagne pas de fracture du maxillaire.

1. Est-il utile d'ajouter que nous avons, dans ces expériences, garni la face et la cavité des orbites avec de l'ouate, afin qu'on ne fût pas tenté d'attribuer la lésion du maxillaire au choc immédiat de la face contre le sol?

Dans le premier cas, la dépression de la courbe horizontale du front a pour conséquence de porter l'apophyse orbitaire externe contre le sommet de l'os malaire et de rendre le mouvement de bascule aussi facile que dans les conditions normales.

Dans le second cas, un effet inverse se produit : l'apophyse orbitaire externe s'éloigne précisément de l'os malaire : ce dernier demeure immobile.

La fracture du maxillaire est donc la conséquence du mouvement imprimé à l'os malaire par l'apophyse orbitaire externe portée en dehors.

Quand le choc se produit sur la ligne médiane et que la résistance de la bosse nasale est vaincue par la violence directe, les choses ne se passent plus entre cette dernière pièce de résistance et l'apophyse orbitaire externe, c'est la courbe transversale, comprenant la totalité du front, qui est déprimée : les deux apophyses orbitaires externes sont portées simultanément en dehors.

Expérience 13 septembre 1872 :

Homme de 22 ans, phthisique, crâne très-épais.

Chute d'une hauteur de 1 mètre sur la partie supérieure de la bosse nasale.

Défoncement de cette bosse, fracture de la lame criblée, etc., etc.

Nous trouvons une *double fracture des deux maxillaires supérieurs*. Le trait commence vers la partie interne de la suture jugo-maxillaire, au niveau du trou sous-orbitaire; il coupe d'avant en arrière la tubérosité maxillaire et s'arrête en avant des apophyses ptérygoïdes, qui sont intactes.

Que la fracture de la mâchoire supérieure soit unilatérale ou qu'elle soit double, — qu'elle divise toute la tubérosité maxillaire ou une partie seulement, — qu'il se fasse même, ainsi que j'en ai produit un exemple, une disjonction de la suture jugo-maxillaire, tout cela importe peu; ce qui est intéressant, c'est qu'une lésion *indépendante* du maxillaire supérieur existe, car cette fracture démontre avec la dernière évidence le mécanisme de la fracture du front, qui lui a donné naissance.

Ce qui s'observe au front se passe assurément ailleurs. Pour la région moyenne, l'expérience est plus difficile : nous l'avons tentée, sans succès bien décisif, en cherchant à produire une fracture ou une luxation de l'arcade zygomatique à la suite de grands fracas du temporal; cette lésion est cependant encore assez commune dans les autopsies de fracture de l'étage moyen.

ANALYSE D'UNE FRACTURE SIMPLE DU CRANE : DÉPRESSION. VIBRATIONS.

Nous avons dit que le phénomène *primitif* et principal d'une fracture consiste dans le redressement d'une des courbures au delà des limites de son élasticité: l'accident est un peu plus complexe et nous devons l'analyser dans les phénomènes mécaniques dont il s'accompagne au moment où le choc a lieu.

Nos expériences et les dessins que nous avons recueillis semblent avoir démontré :

1° Que deux courbes d'inégale résistance, perpendiculaires l'une à l'autre, sont en jeu.

2° Que la résistance à la rupture de la courbe transversale est moins énergique que celle de la courbe verticale : la direction presque constante des fractures vers la base du crâne n'est que la conséquence de cette différence.

Saucerotte avait bien dit déjà, d'une manière incidente[1], que la fracture est la conséquence d'un redressement de courbure,

1. « La voûte qui forme le crâne est, comme je l'ai dit, un assemblage « de lignes plus ou moins courbes : c'est dans le déplacement prompt et vio« lent de leurs parties intégrantes, à l'occasion du choc d'un corps dur, que « ces lignes sont exposées aux solutions de deux manières : *ou en devenant plus « courbes qu'elles ne sont*, ou en se courbant en sens contraire. » Saucerotte, Mémoire cité. Prix de l'Académie royale de Chirurgie. T. IV. 372.

mais l'attention ne s'est pas encore arrêtée sur les pièces d'appui, dans lesquelles les extrémités des courbures sont, pour ainsi dire, encastrées. Or, nous apprécions la solidité d'un pont ou d'une voûte, nous en comprenons la puissance autant par la forme et la disposition de la construction que par l'épaisseur des matériaux qui les constituent. Les murs-boutants sont les pièces essentielles de cette disposition : c'est le plus souvent dans leur intervalle que porte la pression verticale, c'est sur eux que s'exerce la poussée horizontale ou de *déplacement*. Quand la voûte se déprime, c'est à leur niveau qu'a lieu la réaction dans le plan des naissances, c'est sur leur élasticité propre que s'épuise une grande partie de la force, c'est à leur présence que nous devons rapporter ce fait que tout exceptionnellement, à la suite d'une pression exercée sur la partie latérale du crâne, le front ou l'occiput se brise par exagération de la courbure qui leur est propre.

Lorsque la courbe du frontal ou d'un pariétal a été ainsi violemment redressée, les parties séparées présentent des vibrations plus ou moins étendus : on en aurait la mesure exacte en établissant la *notation* musicale du *bruit de pot fêlé*, caractéristique de la solution de continuité. Cet ébranlement vibratoire se transmet dans tous les sens; mais il est limité par les murs-boutants, et ce n'est que dans l'intervalle de ces pièces de résistance et à une certaine distance souvent, qu'il détruit la cohésion des molécules : sur un verre de vitre bien tenu par ses bords à pleines mains, laissons tomber un certain poids, un livre par exemple : des fêlures s'irradient partout, à l'exception des bords que nos mains tiennent fixes. Les murs-boutants jouent un rôle analogue : ils éteignent dans leur voisinage les vibrations moléculaires, et leur action est assez constante pour qu'en présence d'une fracture simple du front, nous puissions annoncer avec toute la certitude que permettent ces déductions mécaniques appliquées à une construction dont les accessoires varient, nous puissions annoncer le trajet que la fissure suivra.

Ces vibrations elles-mêmes sont loin de présenter la simplicité des vibrations des plaques homogènes, métalliques ou non. Une dépression de la paroi crânienne a pour conséquence une *compression* des fibres de la table externe et une *extension* des fibres de la table interne. Or, ces deux tables appartiennent à deux rayons inégaux, leur résistance n'est pas identique; elles possèdent un coefficient d'élasticité différent, et c'est précisément celle dont le rayon est le plus court, la lame vitrée, qui est le moins élastique. Aussi ne s'étonnera-t-on pas de voir quelquefois sur la lame vitrée des désordres étendus sans proportion avec les désordres de la table externe, malgré l'influence compensatrice du diploé.

Nous ne voyons donc dans l'ébranlement moléculaire, que la conséquence immédiate et constante du redressement brusque et violent d'une des pièces courbes appuyées sur les murs-boutants du crâne : cet ébranlement auquel on a fait jouer je ne sais quel rôle mystérieux dans l'irradiation des fractures de la boîte crânienne, n'est point particulier à la tête. On l'observe partout où des molécules cohérentes existent, il est l'expression de la grande loi générale des réactions : Quand le fémur, quand le tibia se brisent, les molécules de leur masse ne se séparent pas sans un énorme ébranlement : a-t-on dit jamais que cet ébranlement moléculaire fût le principe de la fracture ? Les observateurs savent si bien que cet ébranlement n'a qu'une valeur secondaire, qu'ils n'en prononcent pas même le nom dans les Traités des fractures des Membres et du Tronc (Malgaigne, Gurlt, Nélaton, Follin et Duplay), tandis que pour le crâne, c'est un mot que l'on rencontre à chaque pas.

Nous devons le dire, ces mots de *mouvements vibratoires*, d'*ébranlements moléculaires* qui se *transmettent*, qui se *propagent*, qui *s'irradient*, etc., n'ont de sens qu'autant qu'on en spécifie les conditions mécaniques : nous ne comprenons les vibrations d'une tige d'acier prise dans un étau, nous n'en concevons l'amplitude croissante d'une extrémité à l'autre, qu'en considérant le point fixe qui répond à son encastrement. Il en est de même pour l'ébranlement moléculaire qui accompagne les fractures du crâne : les pièces de résistance sont les points fixes, les vibrations sont d'autant plus amples qu'on s'éloigne de ce point : C'est là que la limite de l'élasticité de l'os a le plus de chances d'être atteinte ou dépassée, c'est dans l'intervalle de ces pièces que la cohésion est le plus sérieusement mise à l'épreuve et que les fractures ont lieu.

FRÉQUENCE RELATIVE DES FRACTURES DES DIVERS ÉTAGES DE LA BASE DU CRANE.

Si la présence des Pièces de Résistance : Rocher, pièce orbito-sphénoïdale, pièce occipitale et naso-frontale, a pour conséquence d'isoler, dans une certaine mesure, au point de vue des solutions de continuité, les parties du crâne intermédiaires à ces murs-boutants, et si le résultat premier des violences n'est autre chose que le redressement d'une de leurs courbures, on peut se demander pourquoi les fêlures ne sont pas toujours simples et pourquoi elles présentent des embranchements rameux *en dehors des conditions du grand fracas*, comment enfin il se fait qu'une fêlure après avoir divisé l'étage antérieur passe sur la partie correspondante ou opposée de l'étage moyen et, dans certaines circonstances, puisse aller plus loin encore.

Ce sont là des problèmes que ne résout aucune des théories que nous connaissons : Aran, qui a si brillamment accompli la tâche de débarrasser la question des Fractures du Crâne des hypothèses dont elle était encombrée et qui étaient adoptées plutôt par lassitude que par conviction, Aran n'en a pas parlé.

« Les observations précédentes [1], dit-il, ne peuvent, nous

1. Mémoire cité, p. 207.

le pensons du moins, laisser aucun doute sur la circonscription des fractures par irradiation à tel ou tel étage de la base du crâne, suivant les points de la voûte qui ont été fracturés. Aussi les fractures par irradiation consécutives à des percussions et des fractures de la région frontale, aboutissent à l'étage supérieur de la base; — celles de la région occipitale, à l'étage inférieur; — celles des régions temporales, à l'étage moyen; — enfin, les fractures qui partent du sinciput peuvent suivre une de ces trois directions, mais elles se portent plus particulièrement dans les fosses moyennes. »

La théorie des irradiations est tout entière dans les lignes qui précèdent; l'expérience et le temps l'ont sanctionnée, et elle est actuellement aussi solide que le jour où Aran la produisit pour la première fois.

En affirmant que les fractures de la base du crâne sont, dans l'immense majorité des cas, des fractures par irradiation de la voûte, Aran savait bien que cette irradiation ne se fait pas par hasard et qu'elle obéit à des lois suivant lesquelles la contusion d'une partie de la voûte produit une fêlure d'une partie bien déterminée de la base. Or, ces lois devaient trouver leur raison dans la conformation même de la boîte osseuse : Aran n'a pas vu, ou du moins il a mal interprété cette conformation; et subissant encore l'influence de l'hypothèse géométrique qu'il venait de ruiner entièrement, il a voulu à toute force faire du crâne un sphéroïde, incomplet, il est vrai, dont les fractures gagneraient la base par le chemin le plus court, c'est-à-dire en suivant la courbe du plus court rayon[1].

L'existence des murs-boutants nous explique pourquoi le plus souvent les fractures gagnent la base; la mécanique simple du redressement de la courbe dont ils sont les pièces d'appui nous fait comprendre pourquoi, en dehors de la zone soumise au choc, leur configuration est généralement simple; est-il besoin d'y insister de nouveau?

1. Mémoire cité, p. 200.

Mais l'action de ces murs-boutants s'étend plus ou moins haut vers le sinciput et elle se manifeste, ici par un épaississement du tissu osseux, là par une expansion oblique qui appuie à la manière d'un contre-fort la paroi de la voûte. La tubérosité occipitale se continue par un talus à deux pans qui atteint presque la pointe de la suture lambdoïde; le mur-boutant orbito-sphénoïdal, dont la direction ascendante coupe obliquement le plan horizontal de l'étage antérieur, se continue avec cet épaississement du frontal qui limite en avant la fosse temporale. Et ailleurs, le prolongement postérieur de la base du rocher au-dessus du sinus latéral, le prolongement médian du frontal qui, au-dessus de la pièce de résistance naso-frontale, donne attache à la faux du cerveau, n'ont-ils pas pour conséquence mécanique de réunir ensemble les parties qu'on a séparées sous le nom de voûte et de base et de solidariser les fractures de telle zone de la voûte avec tel étage de la base?

L'influence de ces murs-boutants cesse de s'exercer à une hauteur qui varie et il existe sur le sommet de la tête une région de laquelle les fractures peuvent s'irradier dans toutes les directions possibles, *région indifférente*, pour ainsi dire, que le traumatisme peut prendre en défaut d'ignorance « du plus court rayon. » Aran a cependant observé que c'est particulièrement dans les fosses moyennes que les fêlures de cette partie du vertex se portent, ce qui est l'exacte vérité.

Les recherches statistiques et cliniques de M. Prescott-Hewett[1] donnent des résultats qui confirment cette proposition. Le chirurgien anglais, analysant 74 cas de fractures du crâne empruntés, dans une période de dix années, soit à sa pratique journalière, soit à la collection du musée de *Saint-Georges' Hospital*, a trouvé que :

25 fois la fracture intéressait un seul étage de la base;

29 fois la fracture intéressait deux étages;

1. Holmes, *System of Surgery*, vol. II, p. 125.

10 fois la fracture intéressait les trois étages à la fois.

Sur les 25 fois dans lesquelles un seul étage était brisé, la fracture existait :

Étage antérieur,	5 fois ;	proportion de	20 0/0.
— moyen,	14 fois ;	— —	56 0/0.
— postérieur,	6 fois ;	— —	24 0/0.

Pouvons-nous expliquer la prédilection des fêlures pour cette région de la base du crâne?

Si l'on pointe sur un crâne l'extrémité des pièces de résistance et des murs-boutants, dont nous avons essayé de faire ressortir l'importance, pièce naso-frontale, — mur-boutant orbito-sphénoïdal, — mur-boutant pétreux, — tubérosité occipitale, et si l'on réunit ces points par des lignes droites, on obtient un hexagone irrégulier et symétrique à droite et à gauche de la ligne médiane.

Des mensurations faites avec soin sur vingt têtes fraîches, appartenant spécialement à l'âge adulte et à la vieillesse des deux sexes, nous ont donné les dimensions moyennes suivantes :

Diamètre antéro-postérieur interne......	15 centimètres.
Du mur-boutant orbito-sphénoïdal à la bosse nasale......................	6 —
Du mur-boutant orbito-sphénoïdal au milieu de la base du rocher.............	8 —
De la base du rocher à la tubérosité occipitale interne.....................	7c,2

La distance qui sépare les deux pièces de résistance, qui limitent la fosse moyenne, est donc plus grande d'un huitième environ que tout autre côté de l'hexagone. En supposant également solides les parties osseuses de la courbe auxquelles elles servent d'appui, on comprendrait déjà pourquoi des deux voûtes, la moins résistante, toutes choses égales d'ailleurs, est celle dont les pièces d'appui sont les plus éloignées l'une de l'autre. Mais il y a plus : cette pièce courbe est sans comparaison formée par des pièces beaucoup plus minces que partout ailleurs, telles que la partie antérieure et inférieure des pariétaux et l'écaille du temporal; tandis que la pièce voisine, celle qui s'appuie sur le rocher et le raphé de l'occipital, se compose de la partie la plus épaisse des pariétaux, de la portion mastoïdienne du temporal et enfin de tout un côté de l'occipital, renforcé et, pour ainsi dire, cerclé par la gouttière osseuse du sinus latéral.

INFLUENCE DES PIÈCES SOLIDES : FRACTURES RAMEUSES.

De cette « zone indifférente » du sinciput, le trait ne s'irradie pas forcément dans une seule fosse de la base du crâne, le choix est d'autant plus facile que, comme nous l'avons vu, l'influence des murs-boutants et des pièces de résistance est nulle ou à peu près, sur cette partie élevée. Mille circonstances, la direction du coup, la forme du sommet de la tête, l'épaisseur du cuir chevelu, l'abondance des cheveux, etc., peuvent faire qu'après un trajet intermédiaire à la direction de deux des fosses de la base, le trait se bifurque et qu'une fêlure s'irradie dans une fosse, tandis qu'une seconde fêlure passe dans la fosse contiguë.

Les exemples ne manquent pas, nous en possédons dans nos observations, nous en avons pu produire à l'amphithéâtre ainsi que tous ceux qui se sont livrés aux mêmes expériences.

Choc sur le vertex : fracture simple se divisant, vers la partie moyenne du front, en deux traits qui coupent à droite et à gauche de la ligne médiane les sinus frontaux et les deux orbites. (Pièce 27, pl. 5, *b*.)

Choc sur le vertex : fracture simple se divisant vers la partie externe du frontal en deux traits, dont l'un se porte sur l'orbite et l'autre dans la fosse moyenne du même côté. (Obs. 22, pl. 5, *a*.)

Choc sur la partie postéro-externe du vertex : fracture simple se divisant vers la partie moyenne et postérieure du pariétal en deux traits, dont l'un se porte dans la fosse moyenne et l'autre dans la fosse occipitale. (Voy. p. 81.)

Enfin choc sur la partie postérieure du vertex : fracture simple se divisant contre la suture lambdoïde en deux traits qui gagnent respectivement de leur côté les deux fosses cérébelleuses.

Si l'on veut bien y prendre garde, on trouvera toujours au-dessous de l'angle de bifurcation ou sur le prolongement de la ligne bissectrice un des murs-boutants ou des pièces de résistance du crâne qui, résistant à la déflexion subie par la surface courbe située au-dessus, aura laissé la violence produire ses dégâts sur les parties voisines moins soutenues.

S'agit-il de la fracture rameuse du milieu du front : du moment que la pièce de résistance naso-frontale a résisté sans épuiser toute la force, c'est sur la courbe soutenue par les deux pièces orbito-sphénoïdales que l'effort s'est porté, et les deux félures des orbites représentent les composantes, dont le trait primitif serait la résultante.

Je sais que je suis absolu et que c'est un tort : je ne le regrette pas; ceux qui prendront la peine de me contredire seront obligés d'analyser les pièces anatomiques de fractures rameuses, et ils reconnaîtront bien que les faits que j'avance constituent l'immense majorité des cas : je provoque aux contradictions afin d'imposer l'évidence.

Est-il besoin de le dire? Pour qu'un mur-boutant, et nous en connaissons la solidité, n'absorbe pas en lui tout l'effort, il faut que cet effort soit considérable, qu'il soit même de nature à produire des désordres analogues au grand fracas. Aussi ne s'étonnera-t-on donc pas de voir quelquefois des ramosités nombreuses. Assurément alors, nous ne trouverons pas, dans l'écartement de chacun des angles de bifurcation éloignés du point frappé, un mur-boutant, mais nous trouverons toujours une partie plus solide que le reste, une saillie

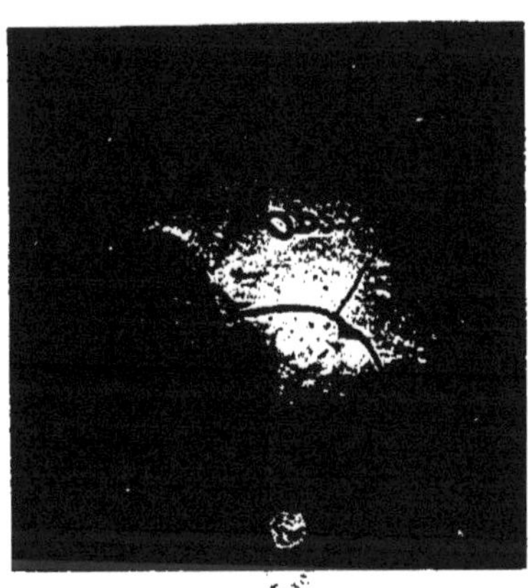

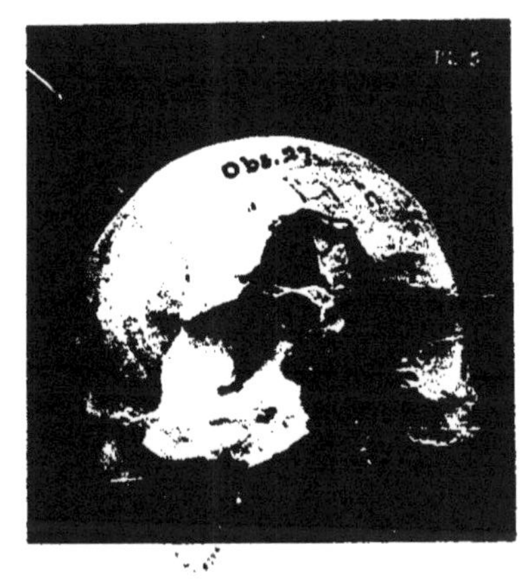
Obs. 27

digitale, un épaississement osseux garnissant le pourtour d'un trou de la base, un obstacle matériel, en un mot, qui aura divisé l'effort, l'aura coupé, pour ainsi dire, à la manière d'un *brise-lame*, et aura fait de l'unique fêlure initiale deux fêlures divergentes.

INFLUENCE DES TROUS DE LA BASE DU CRANE.

Dans une lecture faite sur « les conditions de résistance du crâne » en 1855[1], M. Trélat établissait entre les trous de la base du crâne et la direction des fractures une relation extrêmement précise. Après avoir repoussé la théorie des vibrations ellipsoïdes, ainsi que l'idée théorique de Béclard que « tout ébranlement du crâne vient centraliser son action sur la masse du sphénoïde, » M. Trélat cherchait quelle pouvait bien être la raison de cette localisation des fractures à un des étages de la base, suivant la région percutée de la voûte, l'explication fournie par Aran lui paraissant insuffisante. Il signalait bien l'importance des saillies osseuses, ces *poutres de la base du crâne*, comme les appelait Ratke, mais il ne voyait pas dans ces renforcements de l'épaisseur de la boîte crânienne la disposition régulière qui nous a frappé après lui. Pour l'éminent observateur, la limitation des fêlures à un des trois étages de la base était due à deux causes, inégalement efficaces :

1° La décomposition de la force fracturante au niveau des courbures.

2° La présence des trous de la base du crâne, dans lesquels la fracture se perd le plus souvent.

Cette théorie à laquelle M. Trélat a été conduit par un

1. *Bulletin de la Soc. anat.*, 1855, p. 121.

nombre étendu d'observations, et par des expériences répétées sur le cadavre, fut accueillie avec faveur par la Société Anatomique; M. Denucé en fit l'objet d'un excellent rapport.

Quel motif aurait-on eu de repousser une théorie qui s'appliquait à tous ces faits et semblait exempte de toute hypothèse?

Les fêlures ne se perdent-elles pas, dans la grande majorité des cas, au milieu des trous?

Ne voyons-nous pas les fêlures simples du front, irradiées à l'étage antérieur, se perdre soit dans le trou optique, soit dans la fente sphénoïdale, soit dans le trou déchiré antérieur? — Les fractures de l'étage moyen, parallèles à l'axe du rocher, se perdre dans le trou sphéno-épineux, dans le trou ovale ou dans le trou déchiré antérieur? Les fractures de l'occipital se perdre dans le trou occipital ou dans le trou déchiré postérieur?

Un trou, quel qu'il soit, placé sur le trajet d'une fêlure, constitue un réel obstacle à l'extension de cette fêlure. On peut fendre d'un seul coup de hache une douve de tonneau dans toute sa longueur; il n'en est pas de même s'il s'agit de la douve sur laquelle a été pratiqué le trou de la bonde : le trait s'arrête à ce trou, à moins que la hache ou la serpe n'ait une épaisseur extrême, et il faut, pour que la fêlure dépasse le trou, soit un coup plus voisin, soit, ce qui revient au même, un écartement plus considérable des bords divisés.

Il est incontestable que la perte de substance qui constitue le trou, a pour conséquence d'augmenter la souplesse de la planche à l'écartement, sans compter qu'il en résulte une interruption dans la continuité des fibres, interruption qui rend l'extension plus difficile.

Les trous de la base du crâne ont assurément une influence analogue sur l'arrêt des fêlures irradiées de la voûte, et M. Trélat a raison d'en tenir compte. Mais il est une autre condition dont il convient de tenir compte aussi, c'est la *position de ces trous*.

L'observation nous apprend que le trou optique, la fente sphénoïdale, le trou déchiré antérieur, le trou déchiré postérieur et le trou occipital, sont les trous dans lesquels les fractures s'arrêtent de préférence : or les deux premiers correspondent à la racine du mur-boutant orbito-sphénoïdal ; — le deuxième à la jonction des deux murs-boutants orbito-sphénoïdal et pétreux; les autres correspondent, autour du Centre de Résistance, à la jonction des deux murs-boutants pétreux et de la pièce de résistance que constitue le raphé de l'occipital.

Nous avons vu que chaque fois qu'une violence s'applique sur le crâne, l'écartement des murs-boutants de la portion percutée accompagne la dépression de la courbe qui les sépare.

Le trait de la fracture, en se dirigeant vers le Centre de Résistance, rencontrera donc un de ces trous; et s'il s'y arrête, ce n'est pas seulement parce que la communication de cette perte de substance avec la fêlure aura permis à ses bords de s'écarter davantage, c'est parce que ces trous se trouvent vers le centre même de l'arc, que décrivent les murs-boutants écartés par la dépression des surfaces courbes qui les unissent.

M. Trélat reconnait, et tous les faits qu'il avance sont d'une rigoureuse exactitude, que les trous n'arrêtent pas toujours la propagation des fêlures et il affirme avec raison que la cause, de cette extension dépend du caractère extrême du traumatisme.

Nous sommes en mesure de compléter l'histoire de ces traits de fracture qui outre-passent les trous, en analysant quelques-unes des pièces que nous avons sous les yeux.

Quand une fêlure, produite sur un des côtés de l'étage antérieur, a dépassé le trou optique et la fente sphénoïdale, on la voit *souvent* se perdre dans le trou déchiré antérieur, soit du côté correspondant, soit du côté opposé en divisant le sinus sphénoïdal.

C'est également près du trou déchiré antérieur, et même au delà, que s'étend une fêlure qui a dépassé le trou occipital et le trou déchiré postérieur; cette extension peut se faire soit en divisant le rocher au lieu d'élection des fractures transversales, soit en mettant en jeu et en exagérant la laxité de cette *suture* pétro-basilaire, qui n'est en réalité qu'un ligament fibreux assez lâche, ainsi que l'ont démontré MM. Trélat et Richet.

IRRADIATION DES FRACTURES.

Ceci nous amène à la question de l'irradiation d'une fracture d'un étage de la base à l'autre : qu'il nous suffise de dire maintenant, pour en finir avec la théorie des trous du crâne, que si quelques trous arrêtent souvent une fêlure en permettant un écartement des bords de la solution de continuité, proportionnée à la violence, ces trous ne l'arrêtent pas toujours, et que l'extension se fait avec une certaine constance du trou atteint vers un trou bien déterminé qui semble être le lieu forcé de la prochaine étape : il est impossible de voir, dans cette propagation bien ordonnée, la conséquence *exclusive* du degré de la violence appliquée sur le crâne : car la violence varie à l'infini, et ces particularités changent à peine; il y a là autre chose que des coïncidences; nous verrons comment elles sont la conséquence forcée de la disposition des pièces résistantes du crâne et comment la quantité de force mise en jeu n'est qu'un des éléments de la question.

Sans doute les faits cliniques et les expériences de l'Amphithéâtre nous apprennent que *dans les conditions d'un traumatisme modéré*, les félures irradiées de la voûte à un des étages de la base du crâne n'en dépassent pas les limites. Nous pouvons donc admettre dès à présent que la quantité de force violente déployée joue un rôle important dans l'histoire de cette propagation : mais ce rôle est secondaire au point de vue de la mécanique. Comment cette force agit-elle, c'est la question que nous devons essayer de résoudre.

Nous prendrons pour exemple les *fractures du front propagées à l'Étage Moyen.*

MÉCANISME DES FRACTURES DE L'ÉTAGE ANTÉRIEUR, SIMPLES OU PROPAGÉES A L'ÉTAGE MOYEN.

La fracture simple de l'étage antérieur, on le sait, est celle qui partant d'un des côtés du front, coupe l'arcade orbitaire vers son milieu, et le plus souvent au niveau du trou susorbitaire, et qui, après avoir traversé la base d'avant en arrière, en dehors de la lame criblée, s'arrête soit dans le trou optique, soit dans la partie interne de la fente sphénoïdale.

Le lieu où cette félure s'arrête, correspond à la partie antérieure de la grande aile du sphénoïde, c'est-à-dire qu'elle s'arrête contre une des Pièces de Résistance les plus solides du crâne: la forme des taches de dépression (v. fig. 12) et la production d'une fracture indépendante du maxillaire supérieur du même côté, nous ont donné la mesure de l'élasticité de cette pièce et la preuve de sa rotation en dehors.

Si la violence est plus considérable, la limite de l'élasticité de cette pièce de résistance est dépassée, et la grande aile se brise en des points presque constants que nous connaissons : nous comprenons alors comment le trait de la félure gagne le trou déchiré antérieur en longeant le sinus sphénoïdal, la fracture de la grande aile ayant transporté le centre de rotation de la fente sphénoïdale à ce dernier vide osseux de la base; mais comment le trait dépasse-t-il le trou déchiré et longe-t-il le bord antérieur du rocher, comment arrive-t-il même, dans quelques circonstances, à remonter plus ou moins haut vers la voûte du crâne?

La solution de continuité de la grande aile du sphénoïde a annihilé son influence comme pièce d'appui d'une courbe, la courbe latérale du front[1]. La résistance de cette partie du crâne est alors constituée par une voûte, à surface plus étendue et dont les pièces d'appui sont représentées en avant par la pièce naso-frontale et en arrière par le rocher du côté correspondant à la grande aile divisée. La pièce naso-frontale est isolée déjà par la fêlure de la portion de courbe qu'elle doit soutenir, le rocher reçoit l'effort et le décompose en deux parties: l'une perpendiculaire à son axe, l'autre parallèle ou à peu près: cette dernière agit presque sans obstacle et produit une fêlure qui marche dans la direction de l'écaille du temporal; tandis que la première s'est épuisée tout entière contre la résistance du rocher.

J'ai supposé l'extension d'une fissure de l'étage antérieur à l'état moyen *du même côté*: cette extension s'observe, avec une égale fréquence, dans la fosse moyenne opposée: le principe de l'irradiation est le même, le mécanisme en est différent. Cette forme de fracture est habituellement la conséquence d'une violence appliquée obliquement sur le front: une force oblique, ainsi qu'on le verra plus loin, agissant sur une surface plane ou convexe se décompose en deux forces, une force parallèle et une force perpendiculaire au plan d'application, forces dont les longueurs respectives sont représentées par les deux côtés du parallélogramme classique: plus la force oblique s'éloigne de la normale, plus la composante perpendiculaire, ou *force tranchante*, comme disent les ingé-

1. Comprise entre la bosse nasale (*pièce naso-frontale*) et l'apophyse orbitaire externe (*mur-boutant orbito-sphénoïdal*).

nieurs, est faible relativement à la composante parallèle, ou *force de déplacement.*

Dans les cas de violence appliquée très-obliquement, la force tranchante est nulle au point de vue de la production d'une fracture, c'est-à-dire qu'elle est absorbée en entier par la résistance de la partie frappée, la force de déplacement agit seule et manifeste ses effets par des éraflures du crâne, par des lésions qui rentrent dans la catégorie des *eccopés* des anciens chirurgiens.

Quand la violence est moins oblique et que la force tranchante a été suffisante pour redresser l'arc osseux et pour produire une fracture, la force de déplacement se dépense dans une projection en dehors d'un des côtés divisés par la fracture.

Dans la question qui nous intéresse, admettons une violence appliquée obliquement de droite à gauche sur la partie droite du front: la courbe intermédiaire à l'apophyse orbitaire externe et à la pièce naso-frontale étant déprimée par la force *tranchante*, une fracture se produira dans les conditions connues, et, en raison de l'intensité du traumatisme, prendra la direction de la racine de la grande aile du sphénoïde du côté *droit*; — en même temps, la force de *déplacement* portera vers la gauche toute la partie gauche du front: la fêlure suivra donc une direction intermédiaire aux deux directions qui lui sont simultanément imprimées, elle coupera l'étage antérieur obliquement en contournant la pièce de résistance naso-frontale, dont elle demeurera plus ou moins éloignée en arrière, de telle sorte qu'à l'écartement du début entre le mur-boutant orbito-sphénoïdal du côté droit et la bosse nasale, succédera un écartement des deux murs-boutants orbito-sphénoïdaux dus aux forces mêmes dont la résultante est marquée par la direction générale de la fracture.

Si la violence est extrême, la fêlure dépasse les limites du fond de l'orbite du côté opposé au choc et s'étend à la fosse moyenne: qu'elle coupe obliquement le sinus-sphénoïdal, ce qui est l'accident de beaucoup le plus ordinaire, ou qu'elle en détache simplement la grande aile du sphénoïde, la cause de ces lésions est toujours la propulsion en dehors du mur-boutant orbito-sphénoïdal gauche dans sa totalité; dans les cas de ce genre le rocher résiste toujours, et d'autant mieux que, la fracture étant très-oblique par rapport à son axe, — beaucoup plus oblique que dans le cas d'irradiation d'une fracture du front à la fosse correspondante, — la composante perpendiculaire à cet axe est presque nulle, tandis que la composante parallèle, qui représente la majeure partie de la force, se dépense vers la région de l'écaille temporale.

Cette invincible résistance du rocher aux fractures venant d'une orbite du côté opposé à travers la fosse moyenne est bien connue, nous n'en doutons pas, de tous ceux qui ont répété des expériences cadavériques sur les fractures du crâne; ceux-là savent bien, qu'en dehors des grands fracas *extrêmes*, une fracture étendue du front aux trois étages de la base du crâne n'intéresse *jamais* le rocher du côté opposé au point de départ : l'étude de cette décomposition des forces, étude faite *a posteriori* et dont les résultats théoriques sont de tout point confirmés par les pièces de fractures qui sont sous nos yeux, est une preuve de plus à l'appui des idées qui sont exposées dans ce travail sur le mode de résistance du crâne.

En résumé :

Le redressement de la courbe située entre deux des murs-boutants antérieurs du crâne est la cause première de la fracture; l'écartement de ces murs-boutants est la cause de son irradiation dans la fosse moyenne.

La fracture de la grande aile du sphénoïde est le résultat de l'écartement excessif de ce mur-boutant par une violence considérable.

Cette fracture se fait en des points bien déterminés, et, quand elle a lieu, le rocher décompose la force qui tendrait à la propager dans la fosse occipitale, en deux composantes dont l'une est parallèle, l'autre perpendiculaire à son axe : la parallèle seule est, dans la grande majorité des cas, capable de continuer la fracture.

Quand la violence est oblique, la force se décompose en une *force tranchante* qui commence la fracture et en une *force de déplacement* qui en écarte les bords et dirige la fêlure vers la fente sphénoïdale du côté opposé. Lorsque la fêlure dépasse les limites de cet orifice, la grande aile du sphénoïde est alors plutôt arrachée en totalité avec une partie du sinus sphénoïdal, que brisée à sa racine, par un mouvement exagéré de rotation en dehors : la fêlure se perd dans la fosse moyenne, au voisinage du rocher, qui n'est presque jamais fêlé, malgré ces conditions de grand traumatisme.

MÉCANISME DES FRACTURES DE L'ÉTAGE MOYEN.

« Les chutes ou les percussions[1] sur la région temporale ont déterminé, dans nos expériences, des fractures de la fosse moyenne tout à fait semblables à celles qu'avaient produites les chutes ou les percussions sur la région sincipitale. En outre, ces fractures s'étendaient d'un côté à l'autre, traversaient la selle turcique pour aller gagner la fosse moyenne du côté opposé. » Ce fait, ainsi que tous ceux que contient le mémoire d'Aran, est de la plus rigoureuse exactitude ; nous sommes en mesure d'en trouver l'explication.

La fosse moyenne est limitée en avant par le mur-boutant de la grande aile du sphénoïde, en arrière par le rocher : ces deux pièces forment un angle de près de 90 degrés. Le sommet de cet angle se trouve sur le côté du corps du sphénoïde, en dedans et un peu en avant du trou déchiré antérieur. Les deux extrémités de ces pièces sont en rapport avec une portion courbe de la voûte à laquelle elles servent de points d'appui.

1. *Aran*, Mémoire cité, 201.

Nous savons qu'une fracture résulte de la dépression de la surface courbe située dans la circonscription de deux pièces d'appui, et nous savons aussi que tout effort tendant à déprimer cette courbe se divise en deux forces, l'une, force de tassement, qui agit suivant l'axe, ou à peu près, des murs d'appui, l'autre, force de glissement, qui agit en travers et tend à écarter les deux extrémités de ces pièces.

Voici donc comment les choses se passent :

Un choc ou une pression, agissant sur le vertex ou, plus directement, sur la région temporale, déprime la voûte, écarte les murs-boutants orbito-sphénoïdal et pétreux l'un de l'autre et produit une fracture, qui s'étend aussi loin que les pièces de résistance s'écartent.

Le sommet de l'angle formé par ces pièces de résistance étant sur le corps du sphénoïde, l'écartement est nul en ce point, et c'est là que, dans les conditions les plus ordinaires, la fracture devrait s'arrêter.

La présence du trou déchiré antérieur modifie légèrement ce résultat. Nous savons qu'un trou, en se prêtant à l'écartement, absorbe, pour ainsi dire, une partie de la force, tandis qu'il intercepte en partie la propagation des vibrations : aussi voyons-nous les fractures *les plus simples* de l'étage moyen se perdre dans le trou déchiré antérieur.

Quand une fêlure se produit, c'est particulièrement sur les parties les plus minces qu'elle porte ; est-il besoin de le dire encore? Il suffit d'examiner par transparence la fosse moyenne, sur le crâne le plus épais, pour s'assurer que les parties les plus faibles sont immédiatement contre le bord antérieur du rocher : ce sont ces parties que divisera la fêlure simple, en ouvrant le plus souvent l'oreille moyenne ; c'est bien là l'espèce de fracture si exactement décrite aujourd'hui sous le nom de *fracture parallèle à l'axe du rocher*.

Mais ce n'est pas tout : la violence qui produit cette fracture par l'écartement des deux murs-boutants, agit sur le rocher qui n'est qu'incomplétement en rapport avec le centre de rotation, que nous avons placé au sommet de l'angle dont il forme le côté postérieur et dont la grande aile du sphénoïde forme le côté antérieur.

Le rocher est en rapport avec l'apophyse basilaire par une surface obliquement dirigée en arrière et en bas, direction qui n'a pas suffisamment arrêté l'attention des auteurs, et, d'autre part, les trousseaux fibreux qui rattachent cette portion du temporal à l'apophyse basilaire sont tellement lâches que l'on ne saurait, ainsi que l'ont montré MM. Trélat et Richet, les regarder comme les éléments d'une suture; cette direction des surfaces, cette laxité du ligament fibreux sont des conditions éminemment favorables à un mouvement de rotation en arrière suivant le plan horizontal.

Mais un fait remarquable, c'est que ce ligament pétro-basilaire n'est pas également lâche sur tous les points : à sa partie antéro-supérieure, contre le trou déchiré antérieur, ce ligament est extrêmement solide; les fibres en sont courtes et serrées autour de la pointe du rocher qui repose presque directement sur une petite excavation de l'occipital. On conçoit aisément que, si la pointe du rocher est aussi fermement fixée à l'apophyse basilaire par cette excavation qui la coiffe et ces fibres courtes qui la maintiennent, cette pointe ne participe pas aisément à la rotation de la pyramide. Nous avons vu, et l'on verra en y prenant garde, que dans un grand nombre de fractures parallèles à l'axe du rocher la pointe de cette apophyse est détachée sur une étendue de 3 millimètres environ; cette étendue des 3 millimètres détachés, représente précisément la longueur de la partie fixe du ligament pétro-basilaire.

On voit parfois ces fractures parallèles à l'axe du rocher se terminer, non pas dans le trou déchiré antérieur, mais sur le corps même du sphénoïde, vers le point qui correspond au sommet de l'angle formé par les directions de la grande aile du sphénoïde et du rocher, et par conséquent à leur centre de rotation.

Ce sont là les cas les plus simples : les désordres peuvent s'étendre plus loin.

Au lieu de s'arrêter sur le côté du corps du sphénoïde, la fêlure en atteint le milieu, le dépasse, et se perd soit dans le trou déchiré antérieur, soit dans la région temporale du côté opposé au choc, après avoir longé, plus ou moins parallèlement à son axe, le bord antérieur du rocher.

Quiconque a étudié par transparence l'épaisseur de la base du crâne, ne s'étonnera pas de cette marche de la fêlure à travers le sphénoïde.

Le choc, qui produit cette irradiation lointaine, a été très énergique et l'écartement considérable. Dans ces conditions, la fracture d'un des murs-boutants, rocher ou grande aile du sphénoïde, était possible ; elle n'a pas eu lieu. Le centre de rotation a été dépassé, exactement comme il serait dépassé dans une tenette, dont le pivot se briserait sous l'influence d'un écartement excessif.

L'écartement ne porte plus, dès lors, sur l'ouverture d'un angle dont les côtés seraient la grande aile et le rocher, il porte sur les deux parties d'un ℋ dont la partie droite représenterait les deux rochers et l'apophyse basilaire, la partie gauche, les deux grandes ailes du sphénoïde, et dont la partie moyenne serait constituée par le corps du sphénoïde lui-même.

Le corps du sphénoïde est incapable de résister à un pareil effort : sa partie antérieure se détache de sa partie postérieure par une fêlure transversale qui réunit les deux trous déchirés.

Les choses peuvent en rester là.

Mais si la violence n'est pas encore épuisée, la fêlure s'irradie plus loin jusqu'au point variable où l'écartement cessera, en divisant toujours les parties faibles de la fosse moyenne opposée au choc, c'est-à-dire presque toujours le bord antérieur du rocher.

Cet écartement du rocher et de la grande aile qui se faisait de dehors en dedans, du côté de la violence, se fait maintenant de dedans en dehors du côté opposé.

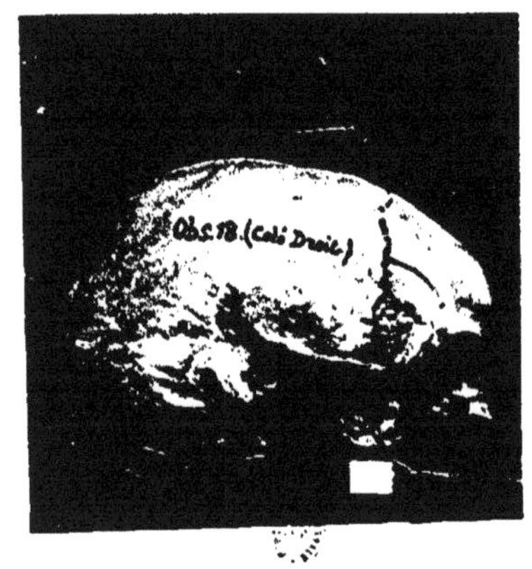
Obs. 18. (Coté Droit)

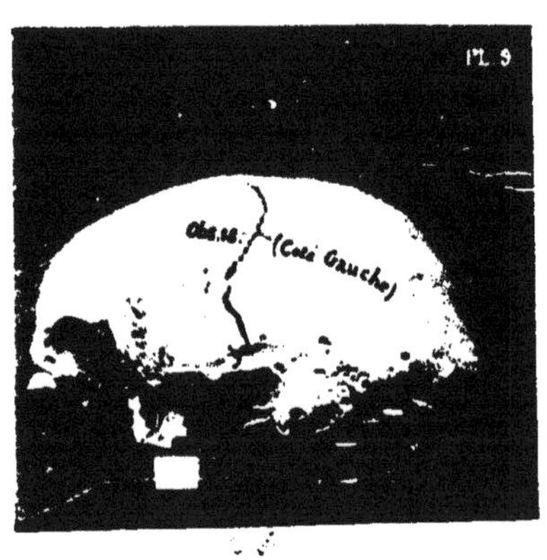
Pl. 9
(Coté Gauche)

Chez les jeunes sujets, il n'est pas impossible de voir la propagation se faire, d'une fosse moyenne à l'autre, non pas à travers le corps du sphénoïde, mais à travers la suture phéno-basilaire. Notre observation 18 (Pl. 9, *a* et *b*) nous a présenté un bel exemple de cette rare disposition. Dans tous ces cas, la direction de l'effort est différente, mais la résistance matérielle est à peu près la même, et nous voyons la fêlure diviser les mêmes parties faibles, et longer encore le rocher parallèlement à son axe ; qu'il existe une fracture parallèle complète ou que la fêlure s'arrête vers le milieu du rocher, que même la fracture se fasse à distance du rocher, en arrière de la grande Aile, ce sont des différences qui tiennent à la quantité de violence mise en jeu, non à un mode différent de production.

Cette fracture parallèle à l'axe du rocher, unilatérale du double, nous montre comment les murs-boutants résistent à un traumatisme plus ou moins violent et imposent une direction à la fêlure.

Ils ne sont pas toujours aussi épargnés lorsque la fracture s'irradie à l'étage *antérieur* ou à l'étage *postérieur*.

Mécanisme des fractures de la fosse moyenne irradiées à l'étage antérieur.

L'écartement des murs-boutants consécutif à la dépression de la courbe qu'ils soutiennent est toujours le premier temps de l'accident. Si la violence est très-considérable et surtout si elle est obliquement dirigée en avant, de telle sorte que les deux forces, en lesquelles elle se décompose, la force *tranchante* et la force de *déplacement*, soient également en mesure d'agir, on conçoit que la grande aile du sphénoïde, poussée en avant au delà des limites de son élasticité, cesse d'être un obstacle à la propagation des fractures.

Deux cas sont à considérer :

1° Sollicitée par la violence ou la direction du choc, la grande aile cède sur ses points les plus faibles et la fêlure gagne l'étage antérieur après avoir traversé, le long du sinus sphénoïdal, le trou rond, le trou ovale et la fente sphénoïdale.

2° La grande aile cède à l'effort exercé sur un levier, dont la longueur augmente à mesure que la fracture première se rapproche du centre de rotation. On voit alors le trait primitif s'infléchir, couper obliquement le sinus sphénoïdal et gagner un point quelconque de l'étage antérieur en coupant, soit le trou optique, soit le plancher du chiasma des nerfs de la deuxième paire.

Les voies d'irradiation à l'intérieur, autres que les deux qui précèdent, appartiennent aux fractures à grand fracas et sortent des conditions qui permettent d'en rapporter la forme aux dispositions qui assurent la résistance du crâne.

Mecanisme des fractures de l'étage moyen irradiée à l'étage postérieur.

Les fractures de la fosse moyenne s'irradient à la fosse occipitale en divisant le rocher en travers, ou, plus rarement, en disjoignant la suture pétro-basilaire. La fracture transversale est un accident rare avec ce mode de production; elle est assurément plus fréquente à la suite d'une fracture de l'occipital.

Nous avons vu que d'une part la forme oblique en bas et en arrière de la surface articulaire du rocher qui regarde l'apophyse basilaire, et que d'autre part la laxité générale du ligament pétro-occipital, favorisent parfaitement la rotation du rocher en arrière.

Ces dispositions anatomiques rendent par contre, et c'était chose facile à prévoir, la rotation du rocher en avant extrêmement difficile.

Lorsqu'un choc violent est appliqué sur l'occipital, la grande courbe, qui repose sur les pièces d'appui constituées par les deux rochers, se déprime, ses extrémités transmettent à leurs

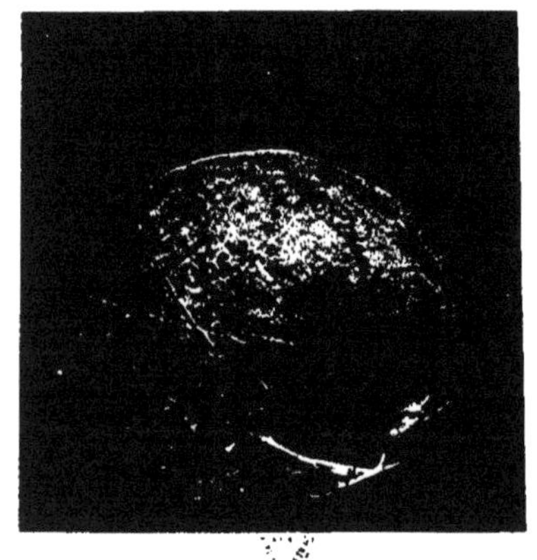

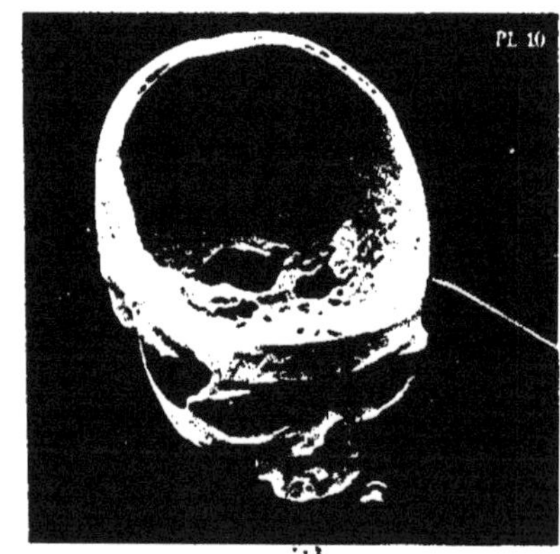
Pl. 10

pièces d'appui la force qui tend à les écarter. La base des rochers est portée en avant; les expériences de Bruns, de Tubingue, relatées plus haut, nous apprennent qu'à ce mouvement correspond une augmentation notable du diamètre transversal du crâne.

Cette tendance à la rotation en avant ne met nullement en jeu la grande laxité du ligament pétro-occipital et même elle rend plus intime encore l'accollement de la surface articulaire du rocher avec la surface correspondante de l'occipital; l'union de ces deux parties est aussi complète, aussi absolue que si elles ne constituaient qu'un seul et même os. Toute la partie interne du rocher fait corps avec le Centre de résistance, elle ne prend pas la moindre part à la rotation à laquelle sont sollicitées sa partie moyenne et sa base.

Le rocher se brise en son point le plus faible, et ce point le plus faible répond aux cavités de l'oreille. Le trait de la fracture se perd d'ordinaire dans le trou sphéno-épineux.

On sait que la fracture transversale du rocher, consécutive à une fracture de la fosse moyenne, est un accident rare. On comprend difficilement, en effet, que le rocher puisse se briser en travers, lorsque tout lui facilite cette rotation horizontale en arrière qui le dérobe à la fracture. Ces accidents existent cependant et nous devons nous demander comment ils se produisent.

Une fissure coupe la région temporale et se perd dans le trou déchiré antérieur (Obs. 2 et 28).

De cette fissure mère se détache une fissure qui coupe transversalement le rocher, gagne le trou déchiré postérieur et, dans l'immense majorité du cas, le dépasse pour aller se perdre contre le bourrelet du trou occipital, à peu de distance du raphé de la tente du nervelet. Voilà la forme ordinaire, le type même de ces fractures: essayons de l'analyser.

La félure, émanée du vertex, qui se perd dans le trou déchiré antérieur, trahit une dépression de la courbe qui s'appuie sur les deux murs-boutants sphénoïdal et pétreux, et par conséquent un certain écartement de ces derniers: c'est le premier temps de la production de l'accident.

Cette dépression du diamètre transversal, ainsi que les expériences de Bruns nous l'ont appris, occasionne une augmentation notable du diamètre antéro-postérieur du crâne; c'est une preuve à ajouter aux autres, de la rotation horizontale du rocher en arrière. Mais pourquoi ce rocher se brise-t-il?

Les trois observations de fracture transversale du Rocher à la suite d'une fracture de l'étage moyen que nous possédons se rapportent à des sujets dont le crâne était extrêmement mince. L'occipital, quand il possède sa consistance et son épaisseur normales, empêche le mouvement du rocher en arrière de dépasser une certaine limite : sa forme est merveilleusement appropriée à une pareille influence. Si le crâne est mince, cette courbure, si puissante à l'état normal, résiste moins, elle s'exagère sous l'influence de l'effort qui fait pivoter le rocher en arrière, et l'étendue de cette rotation augmente avec l'exagération de la courbe de l'occipital: cette exagération de la courbe n'est possible, dans les conditions du choc, que sur un crâne de faible épaisseur.

Nous serions tenté de croire, en outre, que l'application intime de la pointe du rocher contre l'apophyse basilaire par le ligament serré que nous avons signalé plus haut, doit jouer, dans le cas qui nous occupe, un rôle important.

Quand le crâne est normalement épais, ce petit ligament résiste à l'écartement du rocher en arrière et toute la puissance qu'il possède se dépense dans l'arrachement de la portion osseuse à laquelle il est fixé; quand au contraire le crâne est mince et fragile, le rocher, dont la base vire, est trop faible pour transmettre à sa pointe un effort qui l'arracherait. Il se brise à sa partie moyenne, *au lieu d'élection*, en dehors des limites de ce ligament fibreux, dont la solidité réside tout entière dans la partie du ligament pétro-basilaire, insérée à la pointe.

La continuation de cette fracture autour du bourrelet du trou occipital n'est elle-même que la conséquence de l'augmentation de courbure de l'occipital qui participe à la minceur et à la fragilité du reste de la boîte osseuse.

Ainsi la fracture transversale du rocher, irradiée de la fosse moyenne, n'est pas une fracture exclusivement transversale : la fêlure qui la constitue est toujours une irradiation d'une fêlure primitive, parallèle au bord antérieur du rocher, en sorte que la solution de continuité transversale ne paraît être que le second temps du mouvement qui a produit le premier; c'est un accident qui s'observe toutes les fois que ce mouvement de rotation rencontre, dans les conditions que nous venons d'énumérer, un obstacle que la solidité du rocher n'est pas capable de vaincre par l'arrachement de sa pointe.

« Cette fracture transversale du rocher, dit M. Trélat[1], n'a d'autre explication que la violence extrême du traumatisme. » Assurément un traumatisme qui peut avoir pour effet de couper en travers une masse aussi solide que le rocher, possède une violence extrême, et nous ne saurions y contredire. Toute fracture, s'irradiant d'un étage à l'autre, intéresse forcément une des pièces de résistance du crâne : que ce soit la grande aile du sphénoïde ou que ce soit le rocher qui est brisé, la force dépensée doit être plus considérable, toutes choses égales d'ailleurs, que quand la fêlure reste limitée à un étage : une fêlure parallèle à l'axe du rocher suppose moins d'énergie dans le choc qu'une fracture irradiée en avant ou en arrière, et qui coupe soit la racine de la grande aile, soit le milieu du rocher : nous ne saurions ni autrement ni mieux dire.

Ce qui nous frappe dans l'histoire du mécanisme des fractures transversales du rocher, ce n'est pas la quantité de force dépensée, c'est l'application à faux de cette force sur un levier dont les extrémités sont inégalement agencées. Or cette application du *porte-à-faux* est réalisée sur le rocher par deux

[1] *Bulletin de la Société anatomique*, 1855, p. 121.

procédés différents, suivant que la fracture vient de la fosse moyenne, ou qu'elle vient de l'occipital. Ce double mécanisme du porte-à-faux n'a pas suffisamment, à ce qu'il nous semble, attiré l'attention des observateurs. C'est toujours dans les deux cas une fracture transversale, c'est toujours entre le trou sphéno-épineux et la large fosse jugulaire qu'elle existe, mais cette constance du *lieu d'élection* est intimement liée avec la structure du rocher qui ne varie pas; ce qui varie, c'est le mouvement qui met à l'épreuve la structure fragile de la partie moyenne de cette apophyse : s'agit-il d'un mouvement de rotation *en arrière*, le porte-à-faux ne se fait que sur l'extrême pointe du rocher et n'agit que dans les conditions exceptionnelles de minceur du crâne qui rendent l'occipital plus flexible et le rocher plus brisant; en dehors de ces conditions la fracture transversale est presque impossible.

S'agit-il, au contraire, d'un mouvement de rotation en avant, mouvement que réalisent parfaitement les chocs portés sur l'occipital, le porte-à-faux est complet; nous allons voir comment il est capable de produire une fracture transversale.

MÉCANISME DES FRACTURES DE L'ÉTAGE POSTÉRIEUR.

« Les chutes ou les percussions sur l'occipital[1] ont occasionné (dans nos expériences) des irradiations qui ont gagné le trou occipital et dont elles ont quelquefois brisé le pourtour d'une manière comminutive; dans quelques cas nous les avons vues gagner la selle turcique, soit en traversant le rocher, soit en suivant la suture pétro-occipitale[2]. » Un choc appliqué sur la partie postérieure du sinciput, ou plus directement

1. *Aran*, Mémoire cité, 201.
2. Le mémoire porte : « en suivant la suture sphéno-pétrée. »

sur l'occipital, déprime la voûte qui a pour pièces d'appui le rocher d'une part, et d'autre part la pièce de résistance constituée par l'épaississement qui répond à la crête et à la tubérosité occipitales, ainsi qu'à cet épaississement variable, qui borde le tiers postérieur du trou occipital.

La conséquence première de cette dépression c'est l'écartement de ces pièces d'appui. Mais ici la fracture ne se produit que par l'application d'une extrême violence; les parties de l'occipital, exposées au traumatisme, sont d'une épaisseur plus considérable qu'en aucune autre région de la voûte, et si l'on veut prendre garde qu'elles décrivent une courbe considérable, que leurs pièces de soutien sont plus rapprochées que les pièces de soutien de la région moyenne, on comprendra pourquoi cet os est si rarement brisé en dehors des grands fracas, et pourquoi, quand une fêlure y existe, les lésions de l'encéphale sont si profondes. Ces considérations cessent, bien entendu, d'être applicables dès qu'il s'agit de crânes d'une minceur anormale.

Quoi qu'il en soit, dès qu'une fêlure existe, elle demeure toujours sur un des côtés de la ligne médiane, et quand inférieurement elle suit la ligne médiane elle-même, c'est que le pourtour du trou occipital ne présente pas l'épaississement qui lui forme, chez beaucoup de sujets, un bourrelet presque complet.

L'étendue de la propagation est absolument dépendante de la quantité d'écartement : le trait peut s'arrêter (*Musée* Dupuytren, pièce 34) dans la fosse cérébelleuse, mais il s'étend souvent plus loin et ouvre le trou occipital; nous verrons ce qu'il peut devenir dès que, sous l'influence d'un traumatisme plus considérable, il dépasse les limites de la fosse occipitale et gagne l'étage moyen de la base du crâne : nous devons dire ici que — dans l'immense majorité des cas — c'est en *arrière des condyles* que le trait pénètre dans le grand trou.

Aran a vu « quelquefois le pourtour du trou occipital brisé d'une manière comminutive. » Quand ces lésions existent, et nous les avons également obtenues, c'est toujours en arrière des condyles de l'occipital que nous les avons observées, c'est-à-dire sur la limite de cette zone centrale que nous avons appelée le Centre de Résistance du crâne.

Mécanisme des fractures de l'Étage Postérieur irradiées à l'Étage Moyen; Fracture transversale; Fracture oblique du rocher.

FRACTURE TRANSVERSALE DU ROCHER.

Lorsqu'une violence agit sur un des côtés de l'occipital, la puissance de la pièce de soutien qui supporte le côté de la courbe situé sur le raphé, ne doit pas être mesurée seulement d'après l'épaisseur matérielle de cette pièce accessoire de résistance médiane, mais par la puissance de tout le côté opposé au choc, côté qui résiste, par sa forme presque hémisphérique et par sa masse, au déplacement de la pièce médiane. Si l'intensité du traumatisme est telle qu'une des pièces de soutien doive céder, le résultat ne saurait être douteux; c'est le rocher qui cédera.

Une fêlure descend dans le trou occipital et émet une branche au niveau de la partie postérieure de l'épaississement condylien; cette branche traverse le trou déchiré postérieur, coupe transversalement le rocher au lieu d'élection et se perd dans un des trous de l'étage moyen, le plus souvent dans le trou sphéno-épineux : telle est la forme ordinaire, le premier type de la fracture transversale du rocher, consécutive à une fêlure de l'occipital. (Pl. 10, *b*.)

Il existe un second type de fracture transversale, dans lequel le trou occipital n'est pas ouvert, la fêlure ayant directement gagné le trou déchiré postérieur. Si nous sommes dans le vrai, il est évident que ce ne sont là que des différences de détail au point de vue mécanique, et que ces deux formes de la fracture transversale ne sont que l'expression du mouvement de rotation en avant, imprimé au rocher par la dépression de la courbure de l'occipital.

La surface articulaire du rocher, on se le rappelle, est oblique en bas et en arrière, la surface de l'apophyse basilaire qui lui répond est oblique en sens inverse. Tout mouvement de déplacement de la base du rocher en avant aura pour première conséquence d'appliquer aussi intimement que possible ces deux faces l'une contre l'autre, de les immobiliser tout à la fois et de faire perdre au mouvement le bénéfice de la laxité que possède la ligament fibreux pétro-basilaire.

Le rocher appuyé de la sorte par tout son tiers interne, au point de faire corps avec le centre de résistance, porte à faux contre sa partie moyenne, qui est précisément sa partie fragile, minée qu'elle est par les cavités de l'oreille : c'est cette partie moyenne qui se brise en travers.

Ainsi la fracture transversale du rocher, qui succède à une fracture de l'occipital, intéresse toujours le lieu d'élection, mais elle relève d'un mécanisme absolument différent du mécanisme qui produit la même fracture à la suite d'une lésion de l'étage moyen du crâne.

Dans le cas de fêlure de l'étage moyen, direction des surfaces articulaires pétro-basilaires, laxité des ligaments, résistance de l'écaille de l'occipital à la rotation du rocher en arrière, tout semble concourir à prévenir cette fracture transversale qui est effectivement, avec cette origine, *très-rare*.

Dans le cas de fêlure de l'étage postérieur, au contraire, tout concourt à la rendre fréquente.

La disposition des surfaces articulaires, l'inutilité de la laxité des ligaments et la minceur de la paroi de la fosse moyenne, permettent au rocher d'obéir au déplacement et de se briser au lieu d'élection.

Le fait de M. Richet, que nous avons emprunté à la thèse de M. Vérité, présente cette particularité que l'irradiation s'est faite du vertex sur le sinus jugulaire et que la fracture transversale du Rocher présente un changement de direction de la fêlure. Cette fracture est toujours la conséquence d'un déplacement du Rocher d'arrière en avant à la suite d . dépression imprimée à la surface courbe d'un côté de l'occ. pital : nous devons reconnaître toutefois que le point d'application de la violence n'était pas aussi directement favorable à la production de cette espèce de lésion, que les points d'application que nous venons d'examiner et qui appartiennent à l'immense majorité des cas de fractures du Rocher.

Morgagni[1] relate un fait et le musée Dupuytren[2] possède une pièce de fracture transversale du rocher, opposée au côté fêlé de l'occipital. La pièce du musée Dupuytren nous montre une fêlure de la partie gauche de l'occipital qui coupe le pourtour du trou occipital à égale distance du raphé médian postérieur et du trou condylien. Directement dans la continuation de cette ligne oblique, la fêlure divise le condyle dans le trajet du trou condylien, traverse le trou déchiré postérieur et fait une fracture transversale du rocher.

Ce sont là sans doute des faits extrêmement rares ; mais si rares qu'ils soient, ils ne constituent pas une infraction à la règle qui nous a semblé présider à la production des fractures transversales. Il s'agit toujours d'une force oblique dont la décomposition donne une force *tranchante* et une force de *déplacement*, cette dernière d'autant plus intense que l'obliquité du choc est considérable ; l'occipital fendu jusqu'au trou que traverse le bulbe, obéit à cette force de déplacement, et la partie située entre le trou occipital et le trou déchiré postérieur est portée avec le rocher en dehors et en avant. Ce dernier porte à faux de la même manière et par suite des mêmes dispositions anatomiques que dans le cas ordinaire ; la fracture trans-

1. Ouvrage cité, I, 51, § 51.
2. N° 41, Desgranges, Académie Royale de chirurgie, 1775.

versale a les mêmes caractères, la même forme et la même limite, soit dans le trou déchiré antérieur, soit dans le trou sphéno-épineux.

FRACTURE OBLIQUE DU ROCHER.

La fêlure *parallèle* et la fêlure *transversale* du rocher ont une forme et des limites bien définies : ce sont des *types* véritables; quel que soit le mode de production qu'on leur assigne, la détermination de leur siége exact est une des notions les plus positives que les auteurs classiques possèdent à propos de l'anatomie des lésions du squelette du crâne.

L'histoire anatomo-pathologique de la fêlure *oblique* du rocher est autrement difficile à faire. Et cependant cette fêlure oblique est une réalité, réalité encore assez commune pour laquelle M. Trélat a créé, avec raison, une place considérable dans sa classification des fractures du rocher.

Diviser obliquement le rocher vers sa base en traversant les cellules mastoïdiennes, voilà, suivant le savant observateur que nous venons de citer, quelle serait la caractéristique de cette espèce de fracture. Mais cette division commence plus ou moins haut, elle coupe plus ou moins de cellules mastoïdiennes, elle est plus ou moins oblique; le nom de fracture oblique n'éveille dans l'esprit aucune idée nette et caractéristique, comme les deux espèces qui précèdent; d'autre part cette fracture exige toujours, pour se produire, l'application d'une force considérable, en sorte que les lésions qui la caractérisent sur le rocher se confondent souvent avec les lésions du grand fracas de la fosse occipitale ou de la fosse moyenne. On serait donc tenté d'appeler fractures obliques du rocher toutes les fractures qui coupent cet os d'outre en outre en dehors du lieu d'élection.

Avec cette incertitude relative de l'anatomie pathologique, l'étude du mécanisme de ces fractures semblerait impossible à faire; il n'en est rien. Une direction plus ou moins oblique du trait, une section plus ou moins complète des cellules mastoïdiennes, ce ne sont là que des détails, des accidents secondaires : les caractères constants sont ailleurs.

Le rocher, on l'a vu, est solidement fixé à l'apophyse basilaire par sa pointe, à l'écaille de l'occipital par sa base, et c'est précisément quand une violence imprime à cette base un mouvement que la partie interne ne peut pas suivre, c'est alors qu'a lieu ce porte-à-faux dont la fracture transversale est la conséquence habituelle. La rotation du rocher à la suite de la dépression d'une des courbes dont il est la pièce d'appui, tel est le phénomène fondamental de la fracture au lieu d'élection.

La fracture de la base, fracture *oblique* du rocher, est précisément produite en l'absence de toute rotation de ce promontoire osseux. Et ce qui empêche la rotation de se produire, c'est que le rocher subit l'effort du traumatisme en dehors des parties qui le fixent le plus fermement à l'occipital.

De ces parties, nous en connaissons une, la surface pétro-basilaire, et nous savons que c'est parce que cette surface est intimement fixée contre l'apophyse basilaire que la fracture transversale a lieu au niveau du trou déchiré postérieur.

En dehors de ce trou, le rocher s'appuie sur une partie épaisse de l'occipital, dont on constate nettement l'opacité devant la lumière et qui va du condyle au voisinage de la rainure digastrique. Si une violence, agissant en dehors de ce point fixe, est assez énergique pour imprimer au rocher un mouvement quelconque, ce mouvement ne pourra se faire que sur la base même de cet os : l'*arrachement de la Base* constituera la fracture oblique du rocher.

Cette fracture oblique du rocher et le mouvement de courte rotation qui la produit, c'est toujours à l'écartement du mur-boutant pétreux et de la pièce médiane de résistance de l'occipital qu'ils sont dus. La direction du coup et son point d'application exact sont à considérer.

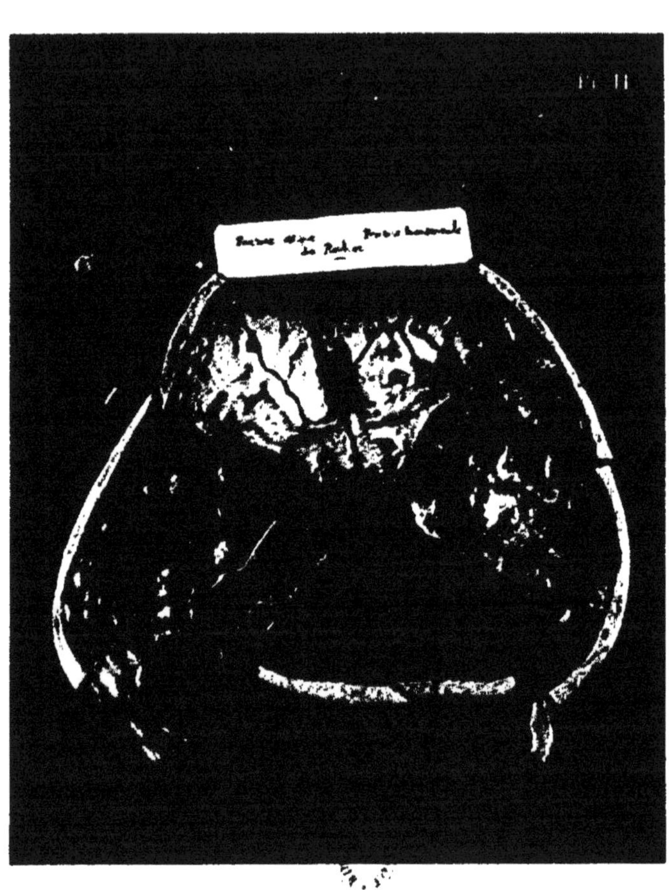

Chacun sait combien il est difficile, soit avec les précipitations, soit même avec le coup de marteau, de produire un choc avec l'exactitude de direction et de siége qui conviennent ici. Voici comment nous avons procédé pour être exact :

Regardant comme démontré que l'irradiation d'une fêlure est le résultat de l'écartement de deux murs-boutants, nous nous sommes étudié à produire cet écartement dans les conditions qui nous permettent d'obtenir les différentes fractures du rocher. (Voyez Pl. n° 11.)

Exp. A : adulte ; crâne modérément épais. La calotte crânienne étant détachée, nous avons fait sur le bord de l'occipital, à égale distance de la tubérosité occipitale et du sinus jugulaire, un trait de scie de 2 à 3 centimètres de long, dans la direction du trou déchiré postérieur : un ciseau à froid a été engagé dans ce trait de scie et introduit à coups de marteau. Résultat : fêlure descendant vers le sinus jugulaire et coupant transversalement le rocher au *lieu d'élection.*

Pour obtenir ce résultat l'écartement a dû dépasser 1 centimètre.

Exp. B. Sur le côté opposé du même crâne, un trait de scie analogue est pratiqué dans la direction d'une ligne qui aboutirait à 1 centimètre *au moins* en dehors du trou déchiré postérieur. L'introduction du ciseau à froid se fait de la même manière que dans l'expérience précédente. Avec un écartement de 1 *centimètre et demi* environ, on obtient une fracture coupant obliquement la base du rocher et divisant les cellules mastoïdiennes.

Cette seconde expérience ne réussit pas toujours, car avec un pareil écartement le ciseau poussé en sens inverse par les deux bords de l'occipital qui ne sont pas sur le même plan, tourne sur lui-même et ne peut se prêter à l'écartement brusque capable de produire la fracture.

On peut alors produire, et on produit constamment, une fracture oblique en portant, de dedans en dehors, un coup de marteau à 2 ou 3 centimetres au-dessus et en arrière de la base du rocher.

Mais dans ce cas la quantité d'écartement est moins facile à régler et on obtient une fracture qui dépasse le rocher et se continue au milieu de l'écaille du temporal.

Les auteurs sont d'accord pour reconnaître que la fracture oblique du rocher est d'ordinaire le produit de l'irradiation d'une fêlure due à un choc sur l'occipital : c'est effectivement en agissant sur l'occiput que nous obtenons cette fracture oblique simple, *sans les lésions du grand fracas*.

Ainsi suivant que le choc aura lieu contre la base du rocher ou à une certaine distance de cette base, la fracture de cette importante apophyse appartient à la forme *transversale* ou à la forme *oblique*. Mais un facteur important à considérer dans la production de cette dernière forme, c'est la quantité de force mise en jeu.

Nous avons vu que c'est avec des écartements respectifs de 1 cent. et de 1 cent. 5 en moyenne, que l'on produit, aux deux endroits indiqués, ces deux espèces de fractures. Si l'on tient compte de la distance qui sépare le premier point du second, on admettra que l'écartement nécessaire à produire une fracture transversale soit à peu près égale à 15°, tandis que l'écartement nécessaire à produire une fracture oblique serait de 23° environ. Alors même que nous négligerions l'influence due à la proximité du mur-boutant pétreux dans le second cas, influence dont la valeur est considérable, nous pouvons affirmer que l'écartement, avec la dépression qu'il représente, étant proportionnel à l'intensité du choc, la fracture oblique du rocher exige une violence bien plus considérable que la fracture transversale ; nous savons d'autre part que la fracture transvérsale exige une violence beaucoup plus intense que la fracture parallèle à l'axe du rocher.

Ces considérations devaient trouver place ici : elles nous éloignent moins de la pratique qu'on serait tenté de le croire au premier abord, elles se rattachent directement à la clinique par des liens que nous n'avons pas perdus de vue en entreprenant ces expériences. On verra, dans une autre partie de ce travail, que ce qui donne à la question de fractures du crâne un intérêt pratique saisissant, c'est la gravité des complications qui les accompagnent. Pour le chirurgien, pour l'homme ambitieux de guérir, la fracture n'est rien; ce qui s'impose à son intention, ce qui provoque ses inquiétudes, c'est la lésion des nerfs, c'est surtout la commotion, la compression, la contusion de l'encéphale. Or ces désordres sont d'autant plus probables que la force traumatique a été plus violente, et, si nous pouvons établir le rapport qui rattache telle variété de fracture à la quantité de force qui la produit, nous serons en mesure de déterminer la probabilité des accidents qui doivent suivre : c'est ce rapport que nous avons essayé de préciser.

Le pathologie chirurgicale aura, comme la chimie, comme l'astronomie, son histoire : les faits recueillis au jour le jour ne s'accumulent pas, ils se groupent; les relations indécises qui les unissent, de moins en moins obscures, deviennent à la fin des lois que la clinique accepte et confirme.

C'est un fait déjà reconnu et sur lequel nos maîtres ont maintes fois appelé notre attention, que la fracture parallèle à l'axe du rocher s'accompagne moins souvent que la fracture transversale des lésions encéphaliques, dont la mort est la conséquence presque forcée. Ce résultat n'a pas lieu de nous étonner.

L'expérience conduira sans doute un jour les chirurgiens à admettre que la gravité des fractures transversales est moins grande que celle des fractures obliques.

L'étude du mécanisme de ces fractures n'aura peut-être pas été stérile au point de vue du pronostic.

INFLUENCE DE L'OBLIQUITÉ DU CHOC.

Les longs détails dans lesquels nous avons dû entrer jusqu'à présent, nous permettront désormais d'être bref. Dans le but de simplifier les termes du problème nous avons supposé jusqu'ici que la direction des forces appliquées sur les diverses voûtes de la boîte crânienne, correspondait sensiblement au plan des naissances : le résultat de la violence étant l'écartement de deux pièces de résistance voisines, la fracture s'irradiait plus ou moins directement vers le centre de résistance.

Les choses ne se passent pas toujours aussi simplement : quand le choc est extrêmement oblique, d'arrière en avant, par exemple, et qu'il porte à une certaine distance de la région sincipitale, il peut arriver que la courbe horizontale, celle qui a pour pièces d'appui les deux murs-boutants, tienne bon, et que la dépression se produise principalement sur la courbe verticale, qui semblerait, par la puissance et par l'étendue de ses pièces d'appui, devoir être à l'abri de toute déflexion excessive.

Les observations 3, 16 et 17 nous montrent (Pl. 7 et 8) des fractures dont le point de départ est la partie moyenne et même la partie postérieure de la bosse pariétale et qui se portent obliquement sur l'étage antérieur. Les crânes de ces trois observations présentent un caractère commun : à savoir que la grande aile du sphénoïde n'est pas intéressée dans sa masse par cette irradiation. Il y a plus ; cette grande aile est coupée, elle est écornée même dans son arête supérieure, mais elle est intacte.

Que l'on accepte la théorie que nous avons proposée, ou qu'on la repousse, quiconque aura ces pièces sous les yeux sera bien obligé de reconnaître que la grande aile a exercé une influence protectrice et a même détourné la fêlure de sa direction première.

Nous pensons, pour notre part, que la courbure verticale du crâne appuyée, comme on le sait, en haut par tout le côté opposé de la boîte crânienne et en bas par les deux pièces de résistance, le rocher et la grande aile du sphénoïde, que cette courbe verticale a été défléchie par un coup dont la direction ne devait nullement solliciter à l'écartement les deux pièces de résistance.

Cette direction nous la connaissons : nous savons que le choc a eu lieu d'arrière en avant, et que les sujets sont tombés soit d'une voiture ou d'un wagon *en marche*, soit de leur hauteur avec un fardeau dont le poids devait ajouter à la vitesse du traumatisme.

La vitesse du traumatisme doit jouer un rôle important, en surprenant, pour ainsi dire, l'édifice crânien avant que l'effort ait eu le temps de se répartir et d'agir sur les parties les plus appropriées à la déflexion et par conséquent à la brisure ; c'est ce qui est arrivé chez nos blessés des observations 3, 16 et 17.

La dépression de la courbe verticale ne s'opère qu'en écartant soit le segment supérieur et opposé de la tête, soit les deux pièces de résistance, rocher et grande aile du sphénoïde. Le segment opposé de la tête est immobile, les pièces de résistance sont à peine repoussées en bas, mais elles le sont, et ce qui nous le prouve c'est que la fêlure est unique ; si elles ne bougeaient pas, ce ne serait pas une fêlure, ce serait un défoncement complet qui aurait lieu. Nous savons d'ailleurs qu'elles subissent un mouvement, si nous analysons les trois observations que nous venons de signaler. C'est en effet sur la limite extrême de la grande aile du sphénoïde que passe la fêlure, qui sépare cette dernière de son complément, l'apophyse orbitaire externe. Or ce fait que la direction de la fêlure change aussitôt après que la partie résistante de la grande aile a été dépassée, ce fait suffit pour prouver que cette pièce osseuse a exercé une influence. De quelque point de vue qu'on envisage cette influence, on peut la subordonner à d'autres causes, mais on ne saurait la nier.

Quand la violence est extrêmement brusque, l'irradiation oblique dans le sens antéro-postérieur se fait, non plus au-dessus de deux pièces de résistance, mais au-dessus de trois. L'observation n° 31 (Pl. 7) nous offre l'exemple d'une fêlure irradiée d'un délabrement étendu de la région pariétale droite, fêlure qui passe au-dessus de l'apophyse orbitaire externe, au-dessus de la bosse nasale et se perd dans l'orbite du côté opposé à la blessure. L'écartement du segment supérieur de la tête et des pièces à la base a été aussi complet que possible, et si le mécanisme de cet écartement n'est pas aussi simple à exposer que celui qui résulte d'un redressement de courbe, nous avons obtenu à l'autopsie la démonstration incontestable que cet écartement a eu lieu. Le fragment quadrilatéral du frontal était luxé en avant de près de cinq millimètres, mais ce qui est particulier c'est qu'il était enclavé entre les deux bords de la fracture comme entre les deux mors d'une pince. Pendant la vie nous avons hésité, avant de diagnostiquer cette lésion, tant l'idée d'une luxation d'un fragment nous semblait incroyable avec l'immobilité absolue que nous constations à travers les téguments. Toujours est-il que nous avons pu voir, au moment où ce fragment fut arraché à l'autopsie, les bords de la fêlure oblique du front se rapprocher d'une manière incontestable. Peut-on fournir une preuve plus positive de l'écartement subi par le segment supérieur et antérieur du crâne à l'instant du choc?

Ce sont là des cas peu ordinaires; ils sont instructifs néanmoins, ils nous montrent l'influence que possèdent l'obliquité et la brusquerie du choc, obliquité qui a pour effet, dans les conditions ordinaires du traumatisme, d'irradier directe-

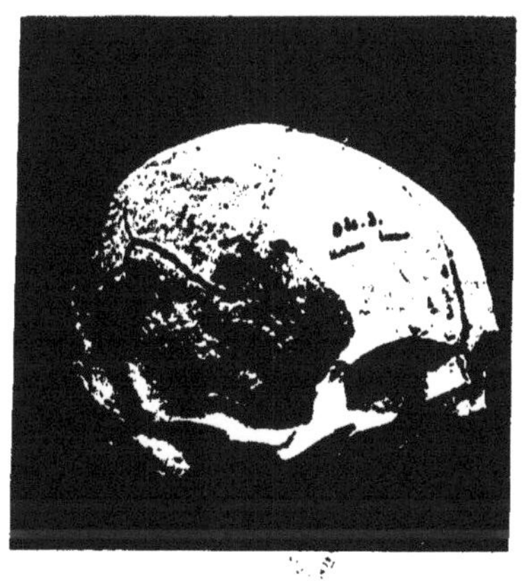

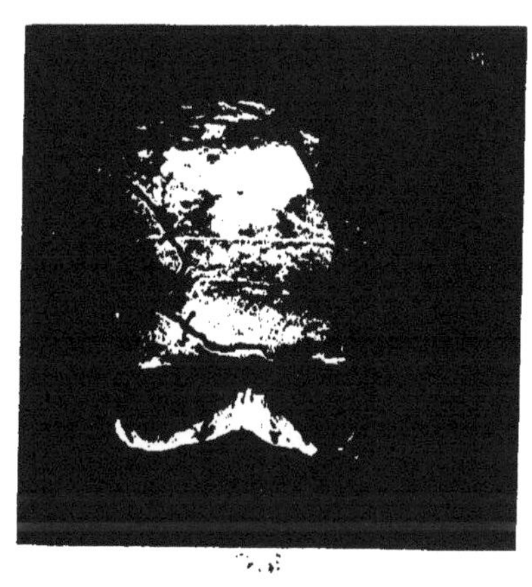

ment vers l'étage voisin la fêlure avant qu'elle soit descendue vers la base. Tous les degrés sont possibles : c'est en tenant compte du point d'application de la violence, de l'épaisseur probable du crâne, de la proximité des pièces de résistance, que la clinique pourra tirer un utile parti de ces notions que l'observation de l'anatomie pathologique nous révèle.

MÉCANISME DES ENFONCEMENTS ET D'UN GROUPE DE LÉSIONS ANALOGUES.

Quand un corps animé d'une certaine vitesse, frappe un autre corps, la cohésion des molécules constituantes de ce dernier est d'abord mise en jeu, et c'est lorsque ce *mouvement interieur* n'a pas absorbé toute la force, que l'on voit s'opérer un *mouvement extérieur* dont le résultat est la dépression, la déformation et la rupture du corps frappé : tel est l'ordre mécanique des phénomènes auxquels donne lieu le choc. Une vitésse ne s'engendre pas instantanément; c'est toujours dans un temps fini et par degrés continus qu'une force opère sur un corps un changement quelconque.

Mais ce *temps fini* peut être tellement court, qu'il échappe à nos moyens de mensuration; il en résulte que la succession des phénomènes secondaires, auxquels le choc donne lieu, n'a pas le temps de se produire. Ces phénomènes consistent dans la propagation, à une certaine distance, du mouvement intérieur et du mouvement extérieur imprimés au corps. La dépression graduelle d'une voûte en amène la rupture dans des circonstances qui ont mis successivement en jeu la force de répulsion des molécules et la solidité des pièces d'appui, c'est une rupture totale. La dépression brusque peut donner lieu à des désordres plus circonscrits.

Ce n'est pas assez cependant que la dépression soit brusque, il faut qu'elle s'exerce sur une surface étroite, ainsi que nous le verrons tout à l'heure.

Une balle de fusil, au plus fort de la vitesse qu'elle possède, traverse une vitre sans donner naissance au moindre éclatement; à la fin de sa course elle fait une perte de substance moins nette; la destruction de la vitre paraît être d'autant plus étendue, toutes choses égales d'ailleurs, que la vitesse du projectile est moindre. Lorsque la vitesse est considérable, les parties enlevées par le projectile n'ont pas le temps de propager leur mouvement : une vitre, une feuille de papier[1] librement suspendues, se laissent nettement traverser par une balle sans en recevoir une impulsion sensible.

Ces faits sont tout à fait analogues à ceux qui appartiennent à la production des enfoncements de la voûte crânienne; les deux éléments à considérer dans la solution de cette question sont, ainsi que nous l'avons dit, la vitesse du choc et la petitesse de la surface d'application. Ces éléments peuvent être supplémentaires : l'expérience nous apprend, en effet, d'une part, qu'un coup de marteau effilé, porté avec une violence modérée, peut produire un enfoncement sans irradiation, et que, d'autre part, un morceau de métal assez gros, le projectile d'un canon à balles américain, par exemple (35 millimètres de diamètre), animé d'une grande vitesse, peut produire sur le crâne un enfoncement également circonscrit.

Dans les deux cas le grand système des courbes du crâne et des murs-boutants qui les soutiennent n'est pas mis en jeu, mais cette limitation des désordres au point frappé reconnaît des causes tout à fait différentes. Dans le premier cas, la sur-

1. Poncelet, *Introduction à la mécanique industrielle, physique ou expérimentale*, 3e édition, p. 53.

face est attaquée sur un espace tellement restreint qu'elle est perforée, au lieu d'être déprimée; dans le second cas, le déplacement subit du fragment absorbe la totalité de l'effort et l'ébranlement n'a pas le temps de se propager aux parties voisines.

Cette sorte d'indépendance d'une partie solide relativement au corps auquel elle appartient, n'a pas lieu de nous étonner : nous en trouvons journellement des exemples.

La résistance que le crâne oppose aux chocs de cette nature ne tient nullement alors à l'agencement architectural de la boite crânienne, elle dépend de ce que Vicat[1], ingénieur en chef des ponts et chaussées, a appelé la *force transverse*, et que Poncelet[2] appelle la *résistance latérale*, la *résistance tangentielle*, la seule résistance qu'ait à vaincre le poinçon des emporte-pièces.

La *résistance latérale* du crâne, attaquée dans ces conditions, est plus ou moins complétement vaincue.

La portion frappée de la paroi crânienne peut être emportée d'emblée et laisser un trou identique à celui que ferait un emporte-pièce. Le musée Dupuytren (pièce n° 31, Larrey) possède le crâne d'un jeune soldat frappé d'une balle à la bataille d'Essling. Le projectile a fait un trou circulaire d'une surprenante netteté, en emportant toute l'apophyse orbitaire externe du côté gauche.

Les blessures de ce genre ne méritent pas, à proprement parler, le nom de *fractures*; nous n'avons pas à y insister.

L'effort peut se dépenser en entier contre cette résistance latérale; les portions osseuses repoussées conservent en partie le déplacement qui leur a été imprimé : ce qui se produit alors est un *enfoncement*.

1. Vicat, *Annales des Ponts et Chaussées*, 1833. 201. La *force transverse* est la résistance qu'un solide oppose à la rupture par glissement, sans rotation, de deux parties, dont l'une serait solidement maintenue ou encastrée, et l'autre sollicitée par une puissance agissant dans le plan même de la rupture.

2. Poncelet, loc. cit. 320.

Si la paroi du crâne était homogène, si du moins elle était composée de parties également résistantes et également élastiques, la lésion serait des plus simples. Mais les parties dont elle se compose sont très-variables et l'intimité de leur union ne saurait compenser les inégalités que présentent leurs qualités de résistance.

Nous avons vu plus haut (page 21) que les brisures de la table interne sont, dans la majorité des cas dont nous parlons, comminutives, et que les fragments en sont plus ou moins aigus : c'est la conséquence de la friabilité de son tissu, fait d'un intérêt secondaire ici. Ce qui est important au point de vue du mécanisme des enfoncements, c'est le fait suivant qui nous a frappé en examinant les pièces du musée et de notre collection et qui n'a certainement pas échappé à ceux qui se sont livrés aux expériences de l'amphithéâtre.

La dépression subie par la table externe enfoncée est, le plus souvent, inférieure au soulèvement que présente la lame vitrée : cette différence ne doit pas être attribuée, comme on l'a dit, à une sorte de vitesse acquise par les fragments de cette dernière, nous savons qu'elle dépend tout entière de l'élasticité de la table externe qui a tendu à reprendre sa position primitive.

Qu'un retour analogue de la table interne soit rendu impossible par l'engrènement des fragments, qui se groupent souvent sous la forme d'un prisme triangulaire ou d'une pyramide, nous n'y contredisons pas, bien que nous sachions que la constitution même du tissu de la table interne est un obstacle au moins aussi sérieux à ce rétablissement. Nous voulons seulement rappeler que la différence d'élasticité des deux tables nous donne la raison de la différence des désordres actuels qu'on constate sur l'une et sur l'autre.

Ce contraste, entre les lésions de la table interne et les lésions de la table externe, est plus sensible encore dans quelques circonstances.

Le musée Dupuytren possède (n° 28, M. Brissey) une pièce

extrêmement curieuse. Elle présente sur le frontal, à droite de la ligne médiane, une simple fêlure semi-ellipsoïdale à convexité antérieure. Sous cette simple fêlure, la lame vitrée est brisée et forme deux fragments rectangulaires adossés l'un à l'autre, suivant un angle de 120 degrés; la saillie de l'arête de ce prisme, dans la cavité crânienne, n'est pas moindre que de 10 millimètres; et cependant le déplacement de la table externe est nul : la fêlure est fine comme un cheveu.

Nous avons eu la bonne fortune d'observer une disposition très-analogue (v. page 22) sur la région pariétale; l'enfoncement n'était pas inférieur à 10 millimètres.

Pour nous, dans ces deux cas, la languette osseuse, circonscrite par le trait semi-circulaire, s'est fléchie et a déprimé les fragments de la lame vitrée à la profondeur où nous les trouvons; mais tandis que ceux-ci, par leur structure aride et par l'engrènement de leurs bords, sont demeurés dans la position où les a placés la violence, la table externe, plus élastique, a rebondi et a rejoint le point qu'elle venait de quitter.

Une *fêlure rectiligne limitée* ne donnera jamais lieu à cette étendue de dépression. Le raisonnement nous le fait concevoir et les expériences confirment de la manière la plus formelle ces prévisions *a priori*.

La somme de mouvement que permet la forme semi-ellipsoïdale de la fêlure, d'autres formes peuvent la permettre ausssi; je veux parler surtout de la forme étoilée. Pendant le blocus de Metz, en 1870, nous avons eu l'occasion de faire quelques observations sur ce sujet.

Un homme dont l'habileté opératoire et la sagacité clinique font le plus grand honneur à la chirurgie militaire, le docteur Isnard, médecin principal de l'armée, pratiqua devant nous plusieurs opérations de trépan. Nous eûmes l'occasion de voir alors l'opérateur retirer de nombreuses esquilles. Il s'agissait, dans plusieurs de ces cas, de fêlures étoilées à bords à peine visibles et qui paraissaient à notre inexpérience être fort peu importantes.

Entendons-nous bien : nous ne prétendons pas que, chaque fois qu'une félure est semi-circulaire ou étoilée, la table interne présente des esquilles saillantes, ce qui est bien loin de notre pensée; nous voulons seulement dire que cette disposition de la félure est très-compatible avec des désordres étendus de la table interne. Si nous sommes dans le vrai, cette notion sera pleine d'importance au point de vue thérapeutique, elle lèvera bien des incertitudes, elle évitera d'anxieuses hésitations au chirurgien qui croira voir la trépanation indiquée. Elle lui permettra peut-être, en présence des signes de la compression limitée et immédiate, signes dont le caractère est souvent si peu accentué dans la pratique et n'a de netteté que dans les livres; elle lui permettra de les mieux saisir, ces signes, lorsque la félure limitée ne sera pas rectiligne, et surtout de les mieux interpréter, de manière à ne rien laisser à l'imprévu s'il se décide à intervenir.

C'est une question trop importante pour qu'on ose la résoudre en quelques lignes. Plus tard nous y reviendrons, lorsque nous parlerons d'une opération qui a été l'objet de répulsions et de préconisations excessives, opération méconnue ou plutôt incomplétement connue, qui est une ressource utile au service de la chirurgie conservatrice.

M. Denonvilliers a déposé au musée Dupuytren (n° 39 *a*) une tête sur laquelle il a trouvé un enfoncement de la lame vitrée, avec intégrité de la table interne, à la suite d'un coup de feu. On nous demandera peut-être comment nous concilions cet accident avec l'opinion qu'une félure rectiligne ne s'accompagne pas de fracas étendus de la lame vitrée. Nous pourrions répondre que la pièce de M. Denonvilliers est une rareté, unique peut-être dans la science, et qu'elle ne prouve rien[1]. Nous aimons mieux attribuer cette disposition anatomo-

1. « L'observation de Denonvilliers n'est pas unique, nous en connais-

pathologique à l'exceptionnelle élasticité de la table externe, élasticité qui a permis à cette dernière de se défléchir assez pour détacher un fragment de la lame vitrée sans se briser, et pour revenir à sa position première. Nous allons plus loin, car nous pensons que, sans ce hasard de la conformation ou des circonstances, une dépression capable de détacher un pareil morceau a dû être trop profonde pour qu'une simple fêlure limitée et rectiligne ait pu en résulter. L'existence d'une fêlure limitée et rectiligne nous paraîtrait incompatible avec la grande quantité de mouvement qu'a exigé la production de ce désordre de la table interne.

La pièce de M. Denonvilliers est, pour nous, une fêlure étoilée *fruste*.

Enfoncements circonscrits, fêlures curvilignes, fêlures étoilées, voilà des lésions bien différentes en apparence, et qu'une analogie des caractères anatomiques réels nous a engagé à réunir au point de vue du mécanisme. Ne sont-ce pas les degrés d'une même blessure, degrés qui ne se mesurent que par ce qui reste de l'élasticité de la table externe? Si nous ne nous trompons pas, ces accidents appartiennent bien à un même groupe, le groupe des lésions qui blessent le crâne en un point limité, des lésions à la recherche desquelles les partisans du trépan opèrent, et dont les adversaires du trépan déclarent le diagnostic impossible. Si nous sommes dans le

sons deux autres; mais l'absence des pièces anatomiques et la suspicion dans laquelle nous sommes autorisés à tenir les descriptions anatomo-pathologiques des anciens, quand il s'agit des fractures du crâne, nous obligent à une grande réserve.

« Tulpius rapporte (*Obs. med., lib.* I, *cap.* 8) qu'un homme ayant reçu un coup de fusil à la tête fut trépané aussitôt, mais inutilement, puisqu'il mourut six jours après. *A l'ouverture du crâne on trouva la table interne fendue en plusieurs endroits, bien que l'externe ne le fût dans aucun.* »

« Ambroise Paré dit (livre X, chap. VIII) qu'un gentilhomme qui avait reçu un coup de fusil à la tête (sur le pariétal) couverte d'un casque, mourut le sixième jour. On lui trouva la *table vitrée rompue avec des esquilles qui étaient insérées dans la substance du cerveau, quoique l'externe fût dans son intégrité.* » (Saucerotte, *loc. cit.* p. 413.)

vrai, la forme même de la lésion donnant de la probabilité à un dégât de la table interne, il suffirait peut-être de l'apparition des symptômes ordinaires de la compression limitée du cerveau pour qu'on puisse formuler, avec la précision que cette difficile entreprise comporte, un diagnostic anatomique.

MÉCANISME DES FRACTURES A GRAND FRACAS.

Il nous est arrivé à tous, au moins une fois, en faisant l'autopsie d'une fracture du crâne, dont l'existence n'avait pas laissé le moindre doute au diagnostic, de chercher le trait de la fêlure sans le rencontrer d'emblée. C'est là un embarras d'amphithéâtre, assez rare il est vrai, et pour lequel on est obligé de recourir au procédé classique, qui consiste à ruginer l'os préalablement noirci avec de l'encre.

L'incertitude de l'anatomiste n'est réelle que lorsque l'écartement des bords de la solution de continuité est nul. Or, cet écartement est nul dans l'immense majorité des cas de simple fêlure de la voûte sans irradiation. Quand la fêlure est irradiée, il est plus sensible, et d'autant plus sensible que l'irradiation, conséquence d'une violence considérable, est plus lointaine.

Une tige de fer, prise entre les mors d'un étau, subit, quand on l'a modérément fléchie, un certain nombre d'oscillations et revient à sa forme première; — que la flexion soit plus forte, une déformation se produit : les limites de son élasticité moléculaire ont été dépassées; la tige a été, comme on dit, *forcée*.

C'est une loi générale de la mécanique des corps solides: les os du crâne n'y échappent pas.

Les deux lèvres d'une fêlure représentent les extrémités des deux parties que le traumatisme a séparées et refoulées. Dans les conditions simples, le retour au point de départ de ces deux extrémités refoulées est parfait; il n'y a pas d'écartement.

Par contre, l'existence d'un écartement, même léger, nous apprend que l'élasticité des matériaux de la boite crânienne a été forcée, et ce seul caractère nous permet, en induisant l'étendue des mouvements imprimés par le choc, de présumer, avec une précision relative, l'énergie de l'ébranlement et l'étendue de la contusion, qu'a pu subir la masse encéphalique.

En dépit de l'écartement des bords, une chose nous frappe dans l'examen d'une fracture ordinaire du crâne : c'est l'absence complète de déformation. Le crâne a été frappé, — il s'est déprimé suivant des règles inutiles à rappeler encore; — il s'est fendu, — les bords de la fente refoulés ont réagi et repris, plus ou moins exactement, leur position primitive. Les choses en sont restées là.

Supposons la violence poussée à l'extrême: la dépression porte sur une courbe, sur plusieurs courbes, sur tout un côté du crâne à la fois, et, à mesure que cette dépression s'accomplit, l'étendue de la surface d'application augmente. Une fêlure s'était dessinée dans un sens, une autre apparait dans un sens différent, et, plus rapidement que je puis le dire, ces traits se ramifient, leurs ramifications se coupent, de nombreux fragments s'isolent dans leur intervalle. Les pièces de résistance ne reçoivent plus indirectement le choc par l'extension des courbures déprimées : elles le reçoivent directement; leur résistance est surprise, tournée, rompue avant que l'influence de leur position et de leur conformation ait pu s'exercer. Le traumatisme n'a pas seulement forcé leur élasticité en les brisant; il les a disloquées en détruisant ce qui les rattachait soit au Centre de Résistance qui constituait leur *clef*, soit aux parties de la voûte qu'elles appuyaient. La boîte crânienne a perdu tout ressort, et, dans la région démantelée, les fragments demeurent au point même où les a refoulés la violence.

Que ces fragments soient engrenés ou qu'ils soient libres; qu'ils soient volumineux ou qu'ils soient comminutifs, il importe peu au point de vue du mécanisme; ce qui importe c'est qu'ils existent, car ils témoignent de ce fait que la violence a été considérable, qu'elle s'est exercée sur des surfaces étendues, et que les pièces de résistance, grandes ailes du sphénoïde, rochers, ont été impuissantes, avec leur élasticité, à diriger l'irradiation des fractures et à limiter le désordre.

Quand plusieurs de ces pièces de résistance ont été brisées, ce n'est plus une fracture, c'est une destruction totale, un écrasement qui n'a plus de nom en pathologie. Nous en avons fait l'expérience : en serrant dans l'étau de bois d'un *établi* de menuisier une tête fracturée, nous avons observé l'apparition des lésions du grand fracas qui viennent d'être décrites; nous avons attaqué le crâne dans le sens transversal, dans le sens antéro-postérieur, et ce qui restait de la boîte osseuse nous l'avons serré de bas en haut. Au milieu des nombreux fragments qui paraissaient sortir de ce pressoir, nous avons trouvé intact, avec ses limites presque rigoureuses, le Centre de Résistance. C'est cette pièce même que l'on peut voir reproduite sur la planche n° 2, au-dessous du crâne.

Dans les cas de grand fracas, nous avons vu qu'une lésion commune est la disjonction des sutures. Les sutures du crâne, on le sait, sont disposées de telle sorte qu'elles opposent à la dépression un obstacle irrésistible. On frappera aussi énergiquement que possible une *calotte* crânienne placée sur le sol, on la brisera, on n'obtiendra *jamais* une disjonction de quelque étendue, comparable à la lésion que nous mettent sous les yeux les fractures à grand fracas.

Les sutures résistent moins fortement à l'écartement de leurs bords. On sait comment les marchands de pièces d'anatomie obtiennent une *tête décomposée* : ils emplissent le crâne de pois secs et ils l'exposent dans un bassin plein d'eau ; les pois se gonflent et produisent une distension contre laquelle les sutures les plus solides sont impuissantes. Or, je ne connais rien qui ressemble plus aux disjonctions traumatiques des sutures de la voûte, que ces disjonctions qu'obtiennent les naturalistes. Ces engrènements incomplets, cette saillie obtuse de la ligne suturale due à une sorte de mouvement de bascule qui accompagne l'écartement, tout est analogue dans ces deux cas. Ne sommes nous pas autorisés à attribuer à une même cause des effets identiques? Nous n'avons pas le choix, d'ailleurs ; car ni la flexion forcée, ni l'extension ne peuvent disjoindre les sutures du crâne : l'écartement seul amène ce résultat. Or, dans le grand fracas, les os, pressés sur une large surface, basculent, et ce mouvement de bascule engendre forcément une force tirante perpendiculaire au plan de la surface d'union des os du crâne.

L'intégrité si commune des dentelures ne prouve-t-elle pas d'ailleurs que ces saillies osseuses ont été luxées par un arrachement direct? Et cette intégrité est presque absolue dans toute la longueur des disjonctions les plus étendues.

N'allons pas trop loin, cependant, et reconnaissons que souvent le mode de production des disjonctions nous échappe ; d'autres que nous l'étudieront avec une compétence à laquelle nous ne saurions prétendre ; il nous suffit d'avoir posé la question.

FRACTURES PAR CONTRE-COUP.

Dans un discours prononcé à l'ouverture de la séance publique de l'Académie Royale de Chirurgie, le 10 avril 1766, Louis, secrétaire perpétuel de la compagnie, disait, à propos des mémoires présentés : « Quelques-uns des concurrents se sont principalement appliqués à prouver la possibilité des contre-coups, *comme si l'on avait mis en question la réalité de ce genre de blessure.* » Ce discours devait servir de programme aux travaux que provoquait la question remise au concours pour la troisième fois : ÉTABLIR LA THÉORIE DES CONTRE-COUPS DANS LES LÉSIONS DE LA TÊTE ET LES CONSÉQUENCES PRATIQUES QU'ON PEUT EN TIRER.

La réalité du contre coup étant ainsi mise au-dessus de toute discussion, ordre était donné d'en établir la théorie. Presque en même temps paraissait un petit volume intitulé : *Recueil d'observations d'anatomie et de chirurgie, pour servir de base à la théorie*, etc., etc. Il n'était pas signé, mais l'auteur était précisément Louis et tout le monde le savait. La voie était donc officiellement tracée, avec ses étapes et son but : sans hésiter, comme au commandement, le peloton des compétiteurs s'y engagea.

De ce concours mémorable, Saucerotte[1] et Sabouraut[2] sor-

1. Saucerotte Prix de l'Académie de chirurgie, t. IV, p. 388.
2. Sabouraut, *ibidem*, p. 439.

tirent vainqueurs, après avoir dépensé au service d'une hypothèse dix fois le talent nécessaire au triomphe de la vérité.

Louis avait défini le contre-coup : « Une lésion produite, par un coup, dans une autre partie que celle qui a été frappée. » Saucerotte n'en admit pas moins de sept espèces pour les seules lésions du squelette crânien.

« La *première espèce*, dit-il, est la rupture ou du moins la contusion des fibres cellulaires du diploé, à l'endroit du choc, quoique la première et la seconde table soient dans leur intégrité.... »

« La *seconde* a lieu lorsque la table interne du crâne est fracturée, quoique l'externe soit dans son entier.... »

« La *troisième* lorsque l'os se fend au-dessous ou à côté du coup.... »

« La *quatrième* lorsque la fracture se continue d'un os à son voisin. »

« La *cinquième* lorsqu'un os du crâne oppose de la résistance au coup qu'il reçoit, et qu'un de son voisinage est fracturé. »

« La *sixième* est une fracture d'un os diamétralement opposé à celui qui a été frappé. »

« La *septième* est un écartement de sutures voisines de l'endroit du casque osseux qui a souffert la percussion : c'est une solution de contiguité. »

Cette classification méritait d'être reproduite pour montrer jusqu'où l'esprit de système a pu égarer les meilleurs observateurs. Une fois le principe admis, Saucerotte était conséquent en appelant des contre coups tant de lésions dissemblables. Mais la défense des principes erronés a ses surprises : la raison méconnue pousse bien vite à l'absurde les faiseurs d'hypothèses et le temps est sans pitié pour les doctrines.

Boyer, avec ce bon sens chirurgical qui était son génie, devina plutôt qu'il ne démontra l'erreur de cette doctrine excessive de l'Académie royale, et s'il admit, sans hésiter, les contre-coups, il en chercha l'explication dans une théorie plus simple.

« La possibilité des fractures par contre-coup, dit-il[1], suppose : 1° une solidité inégale du crâne, dans divers points de son étendue ; — 2° une certaine largeur dans le corps vulnérant.... car alors le mouvement se communique davantage à toute l'étendue du crâne et les endroits plus faibles que le point même qui a été percuté, se fracturent pendant que ce point résiste....

« Si le crâne offrait partout une résistance égale, il ne pourrait jamais se fracturer ailleurs que dans l'endroit percuté. »

Aran, par la publication de son remarquable mémoire, réveilla, comme il le dit, une question qui semblait définitivement jugée et la replaça sur son véritable terrain : l'expérimentation. Il montra qu'on avait mal interprété ou plutôt qu'on n'avait pas vu les choses.

Les contre-coups sont la grande exception, à peine en admet-il la possibilité. Les fractures que l'on désigne si facilement sous ce nom, ne sont que l'irradiation sur la base de fêlures produites sur la voûte.

Cette entreprise originale fit sensation : elle ne rencontra pas de contradicteurs, on la contrôla, et, comme il arrive d'ordinaire à l'avénement des idées justes, chacun s'étonna qu'on eût erré si longtemps.

Aujourd'hui la réaction contre les théories de l'Académie royale est, sinon absolue, du moins complète. On admet bien les fractures *indépendantes*, les *contre-coups* de la base, mais on les admet comme des accidents extrêmement rares et on leur assigne une forme et un siége exactement définis sur certaines régions de la base du crâne. Nous sommes loin des espèces reconnues par Saucerotte, loin surtout de cette foi robuste qui porta Amatus Lusitanus au milieu du seizième

1. Boyer, *Œuvres chirurgicales*, t. V, p. 64, 4e édition.

siècle, « à trépaner la partie opposée à la blessure, parce que les accidents n'avaient pas cédé à un trépan qui avait été fait du côté du coup[1]. »

Nous reconnaissons aujourd'hui que la partie centrale de l'occipital peut être brisée, sans que la voûte soit lésée, dans des circonstances bien définies ; — nous savons que les apophyses clinoïdes postérieures peuvent être séparées du sphénoïde, en dehors de toute espèce de fêlure de la boîte osseuse. Enfin la science possède un certain nombre, un bien petit nombre de faits qui nous montrent que des lésions *indépendantes* peuvent exister : sur le corps du sphénoïde (Nélaton et Sappey); sur le plancher de l'étage antérieur (Bonhius), etc.

Si toutes ces espèces de fractures ont un caractère commun, l'indépendance, elles ne reconnaissent pas, elles ne peuvent pas reconnaître un mécanisme uniforme. Il convient donc de les examiner individuellement, d'en chercher la raison dans l'anatomie de la partie blessée et dans les conditions de la violence ; nous arriverons ainsi à les comprendre. Quant à tenter d'établir, comme le voulait Louis, la théorie des lésions de la tête par contre-coup, ce serait une entreprise sans utilité et sans issue : sans utilité, car la rareté de ces accidents en fait, en quelque sorte, autant de curiosités scientifiques ; — sans issue, car la variété des conditions de résistance du crâne s'oppose à ce qu'on formule jamais à ce sujet des règles également applicables aux diverses régions de la base.

FRACTURES INDÉPENDANTES DE L'OCCIPITAL PAR ENFONCEMENT.

On verra plus loin quelle est la forme ordinaire de ces lésions.

1. *Recueil d'observations d'anatomie et de chirurgie*, pour servir de base à la théorie des lésions de la tête par contre-coup (par Louis), p. 33. Paris, in-18, juillet, 1766.

Elles peuvent se produire par la transmission du choc de bas en haut à la suite d'une chute sur les ischions, sur les genoux et sur les talons, les genoux demeurant étendus. On lira avec intérêt l'observation de Robert[1] et les faits présentés à la Société anatomique en 1848. Voici la judicieuse explication qu'en donnent les auteurs du *Compendium*[2] :

« Toutes les parties du corps précipité sont animées de la même vitesse ; mais au moment où les pieds touchent le sol, le mouvement de descente est brusquement arrêté, dans les membres inférieurs d'abord, puis de proche en proche dans le reste du squelette. La tête, descendant avec son mouvement uniformément accéléré, trouve dans le rachis une résistance invincible, et la portion qui s'articule avec cette tige osseuse, c'est-à-dire la base, est refoulée en haut avec une puissance et une vitesse proportionnées à la hauteur de la chute. De cette lutte entre les parties supérieures et inférieures du crâne, ainsi sollicitées à se porter à la rencontre l'une de l'autre, résulte la fracture par contre-coup qui se produira nécessairement, dans les points les plus faibles de la base du crâne et aux environs de l'articulation occipito-vertébrale. »

Le même accident s'observe, suivant le mode de production identique, dans des conditions tout à fait opposées.

M. S. Duplay[3], dont le travail expose, avec des qualités dont l'éloge n'est plus à faire, l'état actuel de la science sur l'importante question des fractures du crâne, M. S. Duplay rappelle l'opinion de Earle et Benjamin Brodie, à l'occasion des faits curieux publiés par M. Chauvel[4]. « Dans une chute verticale sur le sommet de la tête, dit-il, la colonne vertébrale représentant le poids du tronc et des membres augmenté de la vitesse de la chute, vient, au moment où le vertex

1. Robert, journal l'*Expérience*, novembre 1843.

2. *Compendium de chirurgie*, t. II, p. 581.

3. *Traité de pathologie externe de Follin*, continué par S. Duplay, t. III, p. 467.

4. Chauvel, *Essai sur les fractures du crâne*, thèses de Paris, 1864, p. 17.

touche le sol, presser avec violence sur la base du crâne qu'elle tend à enfoncer, et, si la force de propulsion est assez considérable, il est possible que, la voûte résistant, la base du crâne cède et se fracture. »

Cette possibilité, M. Chauvel l'a constatée dans une autopsie et l'a réalisée dans une expérience. L'observation de son autopsie est des plus intéressantes.

Chute de 2 mètres et demi de haut, le choc porte sur la région parietale droite. La voûte est absolument intacte.

« De chaque côté du trou occipital et en arrière du condyle part un trait de fracture qui se divise presque aussitôt en deux branches, dont l'une se termine dans la fosse occipitale inférieure, et l'autre, d'abord transversale, gagne la gouttière du sinus latéral, puis changeant brusquement de direction traverse l'extrémité externe du rocher à droite, sa partie moyenne à gauche, et arrive au trou déchiré anterieur; d'où, continuant sa course, elle coupe le col de la grande aile du sphénoïde, passe sur la petite immédiatement en dehors de l'apophyse clinoïde antérieure, contourne la portion horizontale du frontal qui est partagé en plusieurs fragments, et vient enfin se terminer sur la lame criblée en arrière de l'apophyse crista-galli.

« Ces deux lignes, envisagées dans leur ensemble, constituent donc une fracture elliptique qui circonscrit tout le centre de la base du crâne. Il semble qu'elle ait été produite par l'enfoncement de celle-ci dans la voûte. »

L'auteur de cet excellent travail rapporte qu'il a reproduit dans des conditions analogues, des fractures de la base, sans lésion aucune de la voûte. « Cette fracture, dit-il, était double et occupait l'occipital seul. Ses deux traits, longs de 3 et 5 centimètres, se rendaient des trous déchirés postérieurs dans les fosses occipitales inférieures. » Ces fractures, que Denonvilliers appelait des *contre-coups,* M. Chauvel les appelle des fractures *contre-directes.* Le nom m'importe peu pour l'application que j'en veux faire; ce qui m'intéresse, ce qui frappera tout le monde, c'est la parfaite concordance des caractères anatomiques de la brisure dans les deux cas, chute sur les ischions, ou choc sur le vertex.

« Ces fractures, dit le *Compendium,* se produisent nécessairement dans les points les plus faibles de la base du crâne et *aux environs de l'articulation occipito-vertébrale.* »

« Elles siégent, dit M. Chauvel, particulièrement dans le *voisinage des condyles de l'occipital.* »

Nous avons fait à notre tour des essais et nous avons pu, grâce à un artifice assez simple, produire à volonté les lésions les plus variées.

Suivant qu'on agit sur un seul condyle, ou sur les deux condyles à la fois, les résultats sont tout à fait différents. L'important et, à ce qu'il nous a semblé, le difficile est de pouvoir limiter exactement l'action de la violence.

Le sujet de la curieuse expérience de M. Chauvel était un bossu de 73 ans « qui présentait une soudure complète des six premières vertèbres entre elles et de ces vertèbres avec l'occipital. » La tête, en un mot, était immobile sur la colonne cervicale. Cette immobilité nous l'avons réalisée dans nos expériences.

Nous nous sommes servi d'une pièce de bois très-dure, du charme, façonnée en forme de prisme triangulaire; sur la section supérieure de ce prisme nous avons taillé une sorte de cylindre, aplati sur les côtés et exactement moulé sur la forme du trou occipital. Quand ce cylindre était engagé en entier dans la cavité du crâne, les condyles de l'occipital reposaient sur la partie du prisme correspondant aux deux arêtes de la base, tandis que l'arête du sommet soutenait l'apophyse basilaire.

La tête dépouillée du péricrâne étant posée, la base en haut, sur la terre meuble d'un jardin voisin de l'amphithéâtre, nous avons mis en place la pièce de bois, et d'un coup d'une de ces masses de fer appelées *merlins*, nous avons enfoncé les condyles et l'apophyse basilaire au-dessous du plan de la paroi occipitale

Fracture comminutive du pourtour du trou de l'occipital; fracture double isolant le bourrelet condylien de ce trou avec l'apophyse basilaire, voilà les faits pour ainsi dire constants.

Ce qui a varié dans nos expériences, c'est la propagation plus ou moins loin d'un trait vers l'étage moyen, — c'est la fracture des rochers que nous avons obtenue, dans *un cas*, double et *oblique*, et dans un autre oblique et transversale. Aucune irradiation vers la voûte. Cette expérience a été faite deux fois et deux fois elle a laissé la voûte intacte.

Une fois nous avons supprimé l'arête du prisme sur lequel un des condyles s'appuyait et nous avons obtenu l'enfoncement d'un seul condyle, toujours sans irradiation; la fêlure se perdait dans le trou déchiré postérieur et dans le trou occipital.

L'expérience inverse présentait des difficultés. Il fallait, en refoulant le vertex contre le centre de résistance, éviter la production d'une fêlure dont l'irradiation eût rendu l'expérience au moins indécise.

Il fallait trouver un corps assez solide pour transmettre l'effort à toute la surface du vertex et assez peu dur pour ne rien briser, un corps dont la résistance fût comparable à celle du sol.

Nous avons coiffé le crâne avec une boîte de simple bois blanc, cerclée de fils de fer, dans l'intérieur de laquelle nous avons coulé du plâtre au milieu d'un mélange de charpie, de crin, de fils de fer dirigés dans tous les sens, etc., etc. Entre le crâne et ce moulage, nous avons introduit une couche de sable fin et le crâne a été fixé sur son prisme, verticalement assujetti sur le sol.

Une plaque de tôle placée sur cette boîte devait recevoir le choc de notre merlin. L'expérience a été faite deux fois avec des résultats différents.

La lésion de la base était la même, enfoncement en masse du centre de résistance et fractures obliques ou transversales des deux rochers. Mais dans le premier cas une fêlure, partant du vertex, allait se perdre au milieu des esquilles de l'occipital; nous avons acquis la certitude que cette fêlure dépendait d'un vice de notre appareil, nous avons cru cependant devoir renouveler la tentative : elle a réussi. La voûte du crâne étant absolument intacte, nous avons obtenu une séparation complète des condyles, de l'apophyse basilaire et des rochers divisés obliquement. Nous avons pu d'ailleurs conserver cette dernière pièce. (Voyez Pl. 13.)

Ces expériences sont plus instructives peut-être que celles de M. Chauvel, car elles sont faites méthodiquement sur des sujets absolument sains, dont l'occipital n'a contracté, avec es vertèbres, aucune connexion que l'on pourrait accuser d'avoir modifié la solidité de cet os et facilité la fracture.

Est-il besoin d'entrer plus longuement dans le détail des lésions anatomiques auxquelles ces expériences ont donné naissance? Que peuvent-ils avoir d'étonnant pour vous? Nous avons appliqué sur certaines parties une force bien limitée, et sans rotation; par glissement ces parties ont été rompues. La puissance agissait dans le plan même de la rupture, comme il arrive dans la manœuvre de l'emporte-pièce; c'est une fracture que M. S. Duplay[1] a pu avec beaucoup de raison comparer aux enfoncements limités que nous avons étudiés à la voûte, enfoncements qui ne s'accompagnent qu'exceptionnellement d'irradiation. Comment d'ailleurs une pareille fracture aurait-elle pu s'en irradier vers la voûte? Quelle courbe avons-nous redressée? Quel écartement avons-nous produit? L'apophyse basilaire s'est séparée du sphénoïde qui n'a pu partager le mouvement d'élévation qui lui était imprimé. Le rocher s'est brisé de même, en l'un de ses points les plus faibles.

Mais ce ne sont là que des accidents accessoires des conséquences secondaires, ici de la fragilité du tissu sphénoïdal, là des connexions intimes du rocher et de l'apophyse basilaire. L'acte important c'est le rapprochement du vertex et du Centre de Résistance. Que ce soit le premier qui s'abaisse, que ce soit le second qui s'élève, le mécanisme de ce mouvement

1. Loc. cit., p. 467.

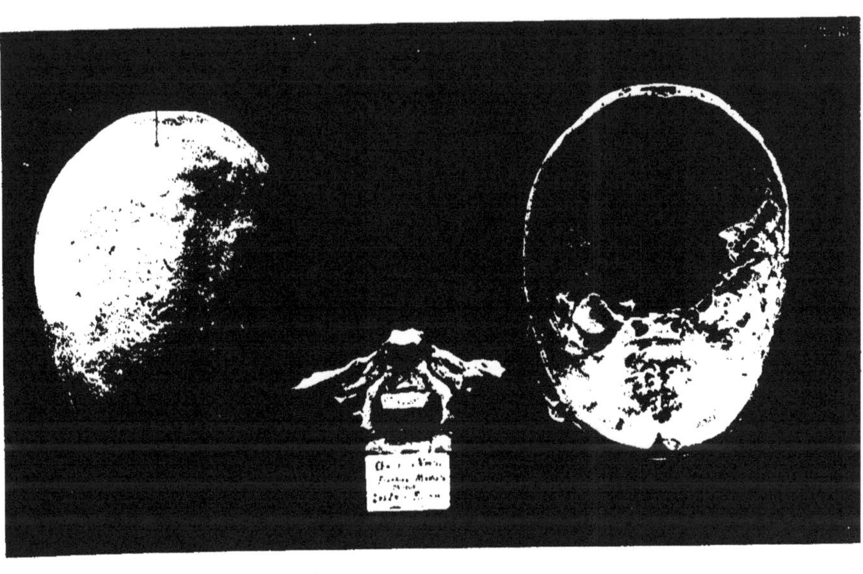

n'est-il pas toujours le même? Ne s'agit-il pas toujours de l'invagination de deux parties l'une dans l'autre?

Pour emmancher son marteau le menuisier peut, soit frapper sur le fer avec une masse quelconque qui lui communique sa vitesse, soit cogner l'extrémité libre du manche contre le sol, de manière à imprimer au fer même une vitesse également capable d'exécuter l'enfoncement. On me pardonnera cette comparaison peu relevée : elle convient parfaitement pour faire comprendre le mécanisme des fractures que M. Chauvel appelle *contre-directes*. Qu'il s'agisse d'un marteau, d'un balai, qu'il s'agisse du crâne, c'est toujours un choc direct qui engage le manche dans l'outil, le rachis dans la boite du cerveau. Je cherche en vain le contre-coup et j'admire la sagesse d'Aran qui, laissant de côté les hypothèses et dédaignant les mots nouveaux, appelait de leur nom anatomique, ces fractures qui se font directement, en dehors des accidents ordinaires de la voûte, des *fractures indépendantes*.

Nous ne discutons pas sur les mots, mais le terme de contre-directes appliqué à ces fractures nous semble peu acceptable. Que le crâne heurte une tige rigide qui en enfonce la voûte, ou la colonne vertébrale qui en enfonce le centre de résistance, l'accident est le même; la fréquence en clinique est différente, car la colonne vertébrale dépense et disperse, dans le jeu des pièces mobiles qui la composent, l'effort qu'une tige métallique peut transmettre intégralement.

On verra dans la suite de ce travail comment, dans une précipitation, l'attitude que prend la tête du sujet suivant, qu'il tombe en avant ou en arrière, met toujours la tête dans un rapport tel avec le rachis que la transmission intégrale du choc soit évitée, et comment, au contraire, dans une chute sur les talons ou les ischions, la position droite de la tête facilite la transmission complète de la violence. Ceci nous explique sans doute la fréquence relative des fractures du centre de la base du crâne à la suite de ces sortes de chutes, et leur rareté à la suite des percussions sur le sommet ; mais ceci n'établit aucune différence essentielle dans le mécanisme respectif de leur production.

On doit rapprocher de ces sortes de blessures les enfoncements de la cavité glénoïde par le condyle de la mâchoire à la suite d'une chute sur le menton : ce sont là des accidents dont on ne doit pas ignorer la possibilité, mais qui doivent leur principal intérêt à la rareté de leur production.

FRACTURES INDÉPENDANTES PAR ARRACHEMENT.

Fractures indépendantes d'un condyle occipital.

M. Beau, médecin en chef de l'hôpital militaire de Brest, a présenté à la Société de chirurgie, le 19 juin 1872, une pièce extrêmement remarquable « d'arrachement du condyle droit de l'occipital. » Cette pièce est déposée au musée Dupuytren, n° 43, *b*. A la suite d'une chute du haut d'un mur en talus de 22 mètres, qui produisit des fractures multiples des membres et du tronc, sans la moindre lésion directe de la tête, un homme fut amené à l'hôpital et mourut un quart d'heure après.

L'autopsie fut faite avec un soin remarquable et voici ce qu'on observa :

« Le condyle droit, dit l'auteur, est complètement séparé du reste de l'os au niveau du trou condylien.

« Cette partie détachée forme un fragment qui représente la moitié antérieure droite de la demi-circonférence du trou occipital. Elle a la forme d'un prisme ou d'une pyramide triangulaire, à base postéro-externe et à sommet antéro-interne. Sa face externe et son bord supérieur représentent la ligne de fracture qui passe directement par le trou condylien antérieur. Sa face externe est formée par le bord du trou occipital ; la partie articulaire du condyle forme sa face inférieure.

« La base de ce fragment, *épaisse, coupée perpendiculairement à son axe, sans biseau*, correspond au trou condylien postérieur ; — son sommet, *ar-*

rondi, lamelleux, très-aminci, est taillé aux dépens de la face supérieure de l'apophyse basilaire. En résumé ce fragment représente le condyle tout entier, fracturé au niveau de la partie rétrécie qui lui sert de col. »

M. Beau ne croit pas à une fracture par enfoncement du condyle contre la colonne vertébrale, agissant à la manière d'un bélier, selon l'expression de M. Berchon[1]; voici les raisons qu'il en donne : Le fragment ne fait pas saillie dans le canal de l'isthme; — une pression exercée de bas en haut, loin d'élargir la ligne de la fracture, la resserre et ne tend nullement à porter le fragment dans la cavité du crâne. — Enfin, la forme du fragment, dont les bords sont taillés en talus aux dépens de leur lèvre externe, semble à l'auteur une preuve suffisante qu'il ne s'agit pas d'un enfoncement.

Pour M. Beau, la cause tout entière de l'accident est dans un mouvement de bascule par lequel l'extrémité articulaire du condyle a été portée en dedans; l'agent de ce mouvement ne serait autre que le ligament odontoïdien droit dont la résistance extrême serait de nature à justifier cette manière de voir.

Cette théorie nouvelle et fort ingénieuse de la fracture du condyle par arrachement est soutenue avec une habileté de démonstration presque irrésistible. Deux raisons nous empêchent cependant de l'accepter aujourd'hui :

En réséquant le condyle occipital d'un côté de manière a ne pas entraver les mouvements d'arrachement et en libérant le ligament atloïdo-occipital de l'autre côté, nous avons exercé sur l'apophyse odontoïde, les efforts les plus considérables de traction progressive et même de traction brusque sans pouvoir arracher le condyle. Le ligament odontoïdien, il est vrai, est demeuré intact.

En second lieu, si l'on tient compte de l'obliquité de la surface articulaire du condyle, on comprendra comment une impulsion communiquée de bas en haut peut donner lieu à un

1. Berchon, *Bull. de la Soc. anat.*, 1862, p. 80.

mouvement de bascule en dedans. Et cette obliquité est telle que les condyles accolés constituent, comme l'a montré M. Sappey[1], une saillie hémisphérique, rapprochement aussi ingénieux que vrai, qui, pour le dire en passant, démontre l'unité de conformation de la colonne vertébrale chez tous les vertébrés. L'obliquité des surfaces articulaires de l'atlas assure encore le glissement du condyle occipital en dedans.

Quant à la surface en biseau de la solution de continuité aux dépens de son bord externe, elle ne nous étonne pas en raison du mouvement que la pression de l'atlas imprime au plan incliné du condyle; le tassement du tissu osseux, qui appartient souvent à la pénétration, exigerait une violence plus considérable que celle qui a divisé, chez le sujet de l'observation de M. Beau, le condyle dans des conditions simples de porte-à-faux ; ces conditions sont analysées avec une grande sagacité par l'éminent professeur de l'École de Brest, mais elles nous semblent néanmoins contestables.

Fractures indépendantes des apophyses clinoïdes postérieures.

Si nous hésitons à expliquer par l'arrachement la fracture d'un condyle de l'occipital, c'est parce que nous n'avons pas pu reproduire expérimentalement cette lésion et parce que l'obliquité des surfaces nous permet de l'expliquer autrement. Il existe une variété de fractures indépendantes de la base à la production de laquelle cette interprétation convient avec certitude : c'est la fracture des apophyses clinoïdes.

Aran[2] rapporte qu'à la suite d'une fracture « gagnant les fosses occipitales et parvenant en arrière du rocher, » il a observé plusieurs fois des fractures indépendantes des apophyses clinoïdes postérieures. Nous en avons tous reproduit dans les mêmes conditions. Nous sommes convaincus, pour

1. Ph. C. Sappey, *Traité d'anatomie descriptive*, 2e édition, t. I, p. 529.
2. Aran, *loc. cit.*, p. 200.

notre part, que l'arrachement se fait par une des insertions de la tente du cervelet.

Le mode d'insertion des deux courbes (de cette tente du cervelet) n'est pas unique : « La courbe postérieure, dit le professeur Sappey[1], arrivée au sommet du rocher, l'abandonne pour aller se fixer à l'apophyse clinoïde postérieure en formant une sorte de pont sous lequel passe le nerf trijumeau.... le prolongement de cette courbe comble l'espace compris entre la lame quadrilatère du sphénoïde et le sommet du rocher. »

Si l'on saisit cette insertion postérieure de la tente cérébelleuse, il suffit d'un effort modéré et d'un mouvement peu étendu pour arracher l'apophyse de la lame carrée. Ce mouvement peu étendu est précisément réalisé lorsque le rocher subit la rotation horizontale en avant qui accompagne la fracture de l'occipital et surtout la fracture qui s'irradie à travers la suture pétro-basilaire. La solidité de l'insertion de la lame carrée est tellement variable qu'il est impossible de faire de cette petite fracture, peu importante d'ailleurs, un corollaire obligé de la fracture de l'étage postérieur du crâne.

A l'occasion de fractures *contre-directes* de l'apophyse basilaire, nous avons *constamment* observé l'arrachement des deux apophyses clinoïdes postérieures et de la lame carrée : le mécanisme était indiscutable; la lame carrée était, à droite et à gauche, adhérente aux deux cordons fibreux d'insertion de la tente du cervelet, comme la barre d'un trapèze aux cordes qui la soutiennent. Ces cordes avaient empêché cette petite pièce osseuse d'obéir au mouvement d'élévation imprimé à l'apophyse basilaire, elles l'avaient maintenue fixe sur les côtés et en arrière et avaient seules causé l'arrachement de cette lame qui, en raison de l'élévation et de la propulsion en avant du centre de résistance, paraissait luxée en bas et en arrière.

1. Ph. C. Sappey, *Traité d'anatomie*, t. III, p. 16.

Fracture indépendante du sphénoïde.

Nous devons rappeler ici le fait, unique dans la science, d'une fracture indépendante du corps du sphénoïde. L'autorité indiscutée de l'anatomiste qui a préparé et examiné la pièce est déjà une sérieuse garantie d'authenticité, on peut voir la pièce même au musée Dupuytren. Voici le fait : une jeune femme de 27 ans tombe d'une voiture chargée de futailles : une futaille se détache et roule sur elle, en portant principalement sur la tête ; à la suite d'accidents inutiles à rappeler ici, la blessée est atteinte d'un anévrisme artério-veineux du sinus caverneux et meurt huit mois après l'accident.

« Le crâne[1] est scié horizontalement, la dure-mère est détachée de tous les points de sa surface : on n'aperçoit aucune trace de fracture sur la voûte, aucune sur les parois latérales, aucune sur les fosses latérales de la base : *mais il existait une fracture transversale avec écartement des fragments sur le corps du sphénoïde.* Cette fracture consolidée était située immédiatement au-dessus de l'union du corps avec l'apophyse basilaire. Sur la pièce on peut voir en outre deux petites esquilles occupant chacune le sommet du rocher correspondant[2]. »

Nous ne savons pas comment MM. Nélaton et Sappey expliquent le mode de production de cette fracture ; il nous suffit d'avoir signalé à l'attention du lecteur un fait que nous ne pouvons pas comprendre.

1. Ph. C. Sappey, *Traité d'anatomie*, t. I, p. 191.

2. On lira avec beaucoup d'intérêt la description minutieuse des lésions de l'anévrisme artério-veineux, dans l'excellente thèse de M. E. Delens : *De la communication de la carotide interne et du sinus caverneux*, Paris, 1870, p. 77.

QUE FAUT-IL ENTENDRE PAR CONTRE-COUP?

Dans les cas dont nous venons de citer des exemples, on chercherait en vain le contre-coup, j'entends un contre-coup compréhensible, car je me refuse à donner ce nom, dont le sens est clair, sinon précis, à des fractures dont le mécanisme nous échappe, comme à celle de Nélaton que nous venons d'emprunter à MM. Sappey et Delens.

Ces enfoncements de l'apophyse basilaire et du rocher par la colonne vertébrale, ces fractures de l'étage moyen par le condyle de la mâchoire, que les auteurs appellent des *contre-coups*, des fractures *indirectes*, M. Beau, le professeur de Brest, leur attribue une dénomination excellente, selon nous, et digne de rester : il les appelle des fractures *médiates*.

Ces fractures médiates sont directes, presque au même titre que n'importe quel enfoncement de la voûte.

Quand le bûcheron chasse à grands coups de masse le coin dans l'épaisseur d'un tronc d'arbre et le fait éclater ; quand le sculpteur attaque le marbre avec son ciseau, le coin, le ciseau ne transmettent-ils pas directement l'effort de l'ouvrier ou de l'artiste? La branche de la mâchoire, la colonne vertébrale n'agissent pas moins directement sur la boîte crânienne

En nous rapportant à la définition de Louis, le contre-coup *lésion produite par un coup dans une autre partie que celle qui a été frappée*, nous pourrions regarder les fractures analysées par Earle, Benjamin Brodie, MM. Berchon et Chauvel, comme de véritables contre-coups : mais ne serait-ce pas abuser des mots et ne devons-nous pas dire que, du moment que la voûte crânienne a tenu bon, la partie véritablement frappée c'est la base battue par le sommet de la colonne cervicale? Un matras, saisi par le col et heurté à sa base contre une table, se brise à sa base même. C'est cependant sa partie supérieure qui a reçu l'impulsion de la main, de même que le vertex reçoit, dans les cas exceptionnels dont nous parlons, l'impulsion du traumatisme et y obéit sans se rompre.

Les contre-coups existent cependant, conformes à la définition de Louis, mais ils sont tellement rares, tellement fortuits que nous ne devons leur accorder dans ce travail qu'une place restreinte et ne les citer, comme on dit, que pour mémoire.

« Jean Bonhius (*de renunt. vulner.*, p. 142), dit Saucerotte[1], rapporte qu'un homme mourut d'un coup de bâton proche du sourcil droit; que l'os fut trouvé dans son intégrité à l'endroit de la plaie, mais que *dans l'orbite* droite il y avait une contre-fente d'un demi-pouce, qu'il avait sa direction du côté de la selle turcique du sphénoïde. »

Il nous a été impossible de savoir quel est ce Bonhius et de compléter le détail anatomo-pathologique de cette observation assez vague d'ailleurs. S'agit-il d'une fracture du front siégeant à une petite distance de la plaie? S'agit-il d'une fêlure de l'étage antérieur sans fracture de la partie antérieure du coronal? nous ne saurions le décider.

L'absence de parallélisme entre la plaie du cuir chevelu et la fracture est plus qu'insuffisante pour affirmer une fracture par contre-coup.

Nous verrons dans la suite de ce travail ce qu'il faut penser d'une théorie développée de nos jours avec habileté par M. Perrin[2] devant la Société anatomique.

1. Saucerotte, *Loc. cit.*, p. 419.
2. Perrin, *Bull, de la Soc. anat.* T. XXXVI, p. 103.

Sans aller trop loin, chacun peut voir au musée Dupuytren une fracture par contre-coup que le livret ne signale pas.

Le n° 40 c est une pièce de M. Gosselin. C'est une belle fracture parallèle à l'axe du rocher gauche, qui traverse le sinus sphénoïdal et gagne la fosse moyenne du côté droit.

A droite et à gauche, de chaque trou déchiré postérieur, part une fêlure *indépendante* qui couronne le bourrelet sus-condylien du trou occipital.

Nous expliquerions volontiers ces fractures de la façon suivante :

La dépression de la courbe appuyée par la pièce de résistance pétreuse et orbito-sphénoïdale qui produit la fracture de l'étage moyen (voyez page 112), cette dépression a eu pour conséquence une exagération de la courbure de l'étage postérieur. Dans cette flexion exagérée, l'occipital s'est détaché des limites du centre de résistance qui est demeuré immobile.

Nous faisons bon marché de cette interprétation; elle est plausible peut-être, mais elle ne serait certaine que si le nombre des observations analogues publiées ou quelques expériences directes nous permettaient de comparer les circonstances : or, nous ne connaissons pas de faits analogues et nos expériences ne nous ont rien montré de pareil.

Nous avons cependant produit une fracture par contre-coup suivant la définition de Louis.

Une pièce que nous avons sous les yeux nous montre une fracture du front et du plancher de l'orbite qui s'irradie vers la pointe du rocher. L'apophyse orbitaire externe du même côté est brisée au-dessus de la suture jugo-frontale. Il est évident pour nous que la dépression de la courbe appuyée par les pièces de résistance orbito-sphénoïdale et naso-frontale a eu pour conséquence de porter en dehors l'apophyse orbitaire externe, et que la fracture de cette partie a été la conséquence de ce mouvement.

Les fractures par contre-coup indépendantes sont exceptionnelles, on le voit : mais une fracture par contre-coup n'est pas forcément, aux termes même de la définition, indépendante ; en d'autres termes, une fêlure qui communique avec une autre fêlure peut bien n'être pas la continuation *directe* de celle-ci, la conséquence *directe* de la force traumatique qui a produit celle-ci.

Ici nous sentons le besoin de resserrer la discussion dans des exemples.

On connait le mécanisme de la fracture parallèle à l'axe du rocher : aplatissement de la courbe soutenue par la grande aile du sphénoïde d'une part, et le rocher d'autre part.

La fêlure qui va du point percuté au trou déchiré antérieur ou plus loin dans ce sens, est pour nous une fracture directe.

Pendant que cette fracture se produit, le rocher est porté en arrière, et subit une rotation suivant un plan tout différent du plan de la force déprimante. Le rocher, on l'a vu, se brise transversalement, souvent à quelques millimètres de la pointe, quelquefois à sa partie moyenne. Cette fêlure communique, il est vrai, avec la fêlure parallèle au rocher, mais elle dépend d'un mouvement tout à fait particulier. Si la cause première en est commune avec la cause de la fracture parallèle, l'effet en est entièrement différent. La fêlure parallèle est une lésion directe, la fêlure transversale (quand elle coïncide avec une fêlure parallèle) est une lésion indépendante, intéressant une autre partie que celle qui a été frappée et provenant d'une force différente ; nous pourrions appeler une fracture *mixte*, la fracture qui réunit ces deux lésions dues à des actions mécaniques si dissemblables.

Les partisans des contre-coups de l'Académie royale ont voulu trop prouver ; la réaction contre leur doctrine a été trop absolue, et l'on est aujourd'hui tenté de confondre, dans la description, les fractures indépendantes avec les fractures par contre-coup. Ce qui caractérise le contre-coup, ce n'est pas l'absence de communication avec une fêlure descendue du vertex ; c'est la démonstration de sa production par une force agissant indirectement par rapport à la force traumatique. Que les deux fractures ainsi produites se touchent par une fêlure irradiée, c'est un détail sans importance. Frappez une vitre en deux endroits, elle s'éclate, vous verrez toujours au moins deux des fêlures qui la sillonnent, se croiser et s'unir; est-ce à dire, parce que cette communication existe, que le fracas d'un côté est la continuation du fracas de l'autre?

C'est l'histoire des fractures mixtes. Prenons pour exemple les fractures transversales du Rocher, consécutives aux fractures de l'Étage moyen. L'étage moyen s'est fendu parce que la courbe temporale s'est déprimée en dedans, le rocher s'est fendu parce que sa base a été portée en arrière; ce sont là deux mouvements tout différents; la cause a beau être unique, il faut les distinguer, et distinguer avec eux les lésions qui en résultent.

CLASSIFICATION AU POINT DE VUE MÉCANIQUE.

On ne nous accusera pas d'avoir abusé des divisions: nous avons analysé, avec tout le soin dont nous sommes capable, le mécanisme des fractures du crâne avant de songer à classer, au point de vue de leur production, les nombreuses lésions dont cette importante partie du corps est le siége. Cette tâche nous reste à accomplir, quelques lignes y suffiront.

Les fractures du crâne sont DIRECTES, INDIRECTES, MIXTES.

Les fractures DIRECTES sont *Limitées* ou *Irradiées*.

Les fractures *Limitées* sont celles dans la production desquelles l'écartement des pièces de résistance est sensiblement nul. Cette classe comprend les *Enfoncements*, les *Félures étoilées* et les *petites* félures *Rectilignes*.

Les félures *Irradiées* constituent la grande majorité des fractures du crâne; elles s'accompagnent, au moment de leur production, d'un écartement notable des pièces de résistance et se dirigent *le plus souvent* vers le centre de résistance.

Les fractures INDIRECTES sont les plus rares. Cette classe comprend : les fractures indépendantes, c'est-à-dire, les fractures qui sont la conséquence d'une transformation du mouvement imprimé par la force traumatique initiale.

Les FRACTURES MIXTES participent des caractères des deux précédentes : un certain nombre de fractures irradiées d'un étage vers un autre appartiennent à cette espèce.

Au point de vue de l'application de la violence, on pourrait diviser les fractures en fractures *Immédiates* et fractures *Médiates*, si la grande rareté de ces dernières ne rendait la classification superflue.

Enfin, au point de vue de la quantité de la force mise en jeu, nous avons admis, en commençant, la division des fractures en *Fractures Communes* et fractures à *Grand Fracas*.

CONCLUSIONS.

1° L'enfoncement circonscrit de la voûte ne s'accompagne pas ordinairement d'irradiation.

2° L'irradiation des fractures d'un étage à l'autre et d'un côté du crâne à l'autre se fait suivant des voies bien définies.

3° La grande aile du sphénoïde est une pièce dont la résistance est au moins aussi considérable que celle du Rocher. De même que le rocher, la grande aile du sphénoïde présente ses points d'élection pour le passage des félures.

4° La région naso-frontale et la tubérosité occipitale constituent un obstacle sérieux à l'irradiation des fractures qu'elles arrêtent ou qu'elles font dévier.

5° Les fractures communes et les fractures à grand fracas nous montrent quelle solidité possèdent ces pièces de résistance du crâne.

6° Au milieu de toutes les félures il existe une région intacte, qui répond à l'apophyse basilaire et à la partie antérieure et latérale du trou occipital.

7° Le crâne n'est pas un solide géométrique, c'est un édifice complexe constitué par six voûtes, symétriques, deux à deux, qui ont pour pièces d'appui quatre pièces de résistance principales, les *rochers* et les murs-boutants *orbito-sphénoïdaux*, et deux pièces accessoires : la *tubérosité occipitale* et la région *naso-frontale*.

8° Ces pièces forment sur la base une voûte symétrique

dont la *clef* est précisément la *région inattaquée*, que l'on a désignée dans ce travail sous le nom de *Centre de Résistance*.

9° La dure-mère augmente la résistance du crâne, grâce aux tractus fibro-vasculaires qui, ainsi que des expériences directes l'ont montré, s'opposent à l'extension des os de la voûte. Déductions pathologiques relatives à la formation des épanchements sanguins sous-crâniens dans les diverses conditions du traumatisme.

10° Il est possible d'analyser les phénomènes de l'élasticité du crâne dans les conditions de la contusion simple du casque crânien, et de la contusion suivie de fracture.

11° Un choc simple, dû à une chute de 1ᵐ50, produit un effet égal à celui d'une pression de 445 kilogrammes.

12° On peut, en étudiant la forme et l'étendue des empreintes laissées sur un sol dur par un crâne tombant de différentes hauteurs :

a Calculer la quantité de force mise en jeu;

b Constater directement l'influence des pièces de résistance qui s'opposent à la dépression.

13° On a pu, par une expérience directe, constater que le crâne ne présente pas, à l'occasion d'un choc, ces vibrations éloignées extrêmes sur lesquelles s'appuie la théorie de l'Académie royale de chirurgie et du *Compendium*.

14° Les diverses voûtes dont l'ensemble constitue le crâne présentent entre elles une indépendance relativement considérable; dans la production d'une fracture, l'ébranlement moléculaire et les vibrations sont un phénomène banal et accessoire : le phénomène fondamental est le redressement violent d'une des voûtes et l'écartement des pièces de résistance qui lui servent d'appui.

15° L'écartement de ces pièces d'appui est parfaitement démontré sur les fractures du frontal, qui se sont accompagnées *toujours* (dans nos expériences) d'une fracture *médiate* du maxillaire supérieur, fracture dont la forme est toujours la même.

16° La distance des deux pièces de résistance qui appuient la courbe de la région moyenne, nous rend compte, autant que la minceur de cette partie du crâne, de la prédilection des irradiations des fêlures du vertex vers la fosse moyenne.

17° Les bifurcations et les ramosités sont, dans la grande majorité des cas, dues à la présence d'une pièce de résistance ou d'une pièce osseuse solide, qui divise l'effort de dépression que subit la courbe de la voûte.

18° Les trous de la base du crâne exercent une influence considérable sur la direction et la limitation des fractures : mais cette influence est due à des causes variées, dont la principale est la position même de ses trous par rapport aux pièces d'appui, qui se déplacent à la suite de la dépression de la courbe qu'elles soutiennent.

19° Le ligament pétro-occipital, malgré sa laxité, ne se prête à des mouvements pathologiques que d'avant en arrière.

20° La fracture transversale du rocher est toujours due à un porte-à-faux : mais ce porte-à-faux présente des conditions tout à fait différentes, suivant que le point de départ de la fracture est la fosse moyenne, ce qui est l'exception, — ou l'étage postérieur, ce qui est la règle.

21° La fracture oblique du rocher consiste dans un *arrachement* de la base de cette apophyse par suite de l'application de l'effort en dehors du bourrelet osseux qui limite extérieurement le trou déchiré postérieur.

22° On peut, par des expériences directes, produire *à volonté* la fracture parallèle, la fracture transversale, ou la fracture oblique du rocher.

23° La fracture parallèle suppose, toutes choses égales d'ailleurs, une violence d'intensité moindre que la fracture transversale du Rocher, et cette dernière moindre que la fracture oblique.

24° D'une manière générale, une fracture limitée à un seul étage suppose une quantité de force moindre qu'une fracture étendue d'un étage à l'autre.

25° De l'extension d'une fracture à l'étage voisin, de la voie suivie par cette extension, on peut conclure à la quantité de force mise en jeu, et soupçonner telle ou telle lésion de l'encéphale, avec assez de probabilité pour porter un pronostic motivé.

26° Quand la violence est normale à la surface courbe du crâne, la fracture s'irradie droit vers la base; l'obliquité du choc exerce une influence des plus importantes sur la direction que suivra la fracture.

27° La production d'un enfoncement suppose une surface d'application peu étendue et une vitesse considérable du corps contondant : la vitesse et la petitesse de la surface d'application sont des conditions supplémentaires l'une de l'autre.

28° L'étendue des lésions de la table interne dépend souvent de la forme de la lésion extérieure : une fêlure étoilée, une fêlure curviligne peuvent s'accompagner de lésions de la lame vitrée, comparables à celles que présentent les enfoncements. Déductions diagnostiques et opératoires.

29° Dans les fractures à grand fracas les mouvements imprimés aux diverses parties de la boite crânienne ont, sur quelques points, une direction particulière : la disjonction des sutures dépend d'une force tirante directe due probablement à certains mouvements de bascule imprimés à l'un des os en totalité.

30° Sous le nom de fractures par *contre-coup* on a décrit des fractures directes, mais *médiates*, du centre de résistance et du rocher : ces blessures sont de véritables enfoncements, tout à fait analogues, au point de vue mécanique, à ceux que l'on rencontre à la voûte.

31° Les fractures indépendantes des apophyses clinoïdes sont le résultat d'un arrachement de ces saillies osseuses par les fibres de l'insertion supérieure de la tente du cervelet.

32° Il y a des fractures, dites *par contre-coup*, dont le mécanisme nous échappe complétement.

33° Les fractures indépendantes ne sont pas forcément des fractures par contre-coup et réciproquement.

APPENDICE.

DESCRIPTION D'UN PROCÉDÉ UTILE POUR RECUEILLIR UN CRANE EN TOTALITÉ ET LE REMPLACER SANS DÉFIGURER LE SUJET.

Toutes nos fractures (on pourra les voir prochainement au musée Dupuytren où M. Dolbeau nous a prié de les déposer), toutes nos fractures ont été étudiées sur des têtes *entières*.

L'avantage de cette manière d'observer n'est pas a démontrer : ce que nous devons faire connaître, c'est un moyen simple qui nous a réussi, pour enlever proprement les crânes, et qui nous a permis de faire des restaurations de la forme de la tête aussi exactes que possible.

Le procédé comprend deux temps :

1er Temps. Enlever le crâne.

2e Temps. Le remplacer.

Enlever le crâne. A droite et à gauche du vertex on abaisse deux incisions verticales qui passent en arrière des oreilles et s'arrêtent à deux centimètres au-dessous des apophyses mastoïdes. La partie antérieure du péricrâne est décollée en force et rabattue sur la face : on coupe la portion cartilagineuse du conduit auditif et des fibres aponévrotiques qui unissent constamment l'aponévrose du temporal au muscle frontal.

Continuant d'abaisser le lambeau on dégage la racine du nez en rasant la bosse nasale et les os propres.

Le manche d'un scalpel décolle avec une grande facilité l'aponévrose orbito-palpébro-oculaire ; on introduit alors le doigt dans le fond de l'orbite et l'on sent deux cordons d'inégale consistance, le nerf optique et le muscle du tendon de Zinn que l'on coupe en deux fois. On s'étudiera à porter toujours la pointe des ciseaux en dehors de manière à ne pas briser la paroi interne de l'orbite. Le doigt introduit contre cette paroi interne a pour avantages de la protéger, de conduire les ciseaux et de pousser contre leur tranchant les cordons qu'il faut couper et qui glissent avec une grande facilité.

Cette section faite, on attire le globe oculaire et le coussinet adipeux en avant, et on décolle sans peine l'aponévrose de la paroi inférieure de l'orbite.

Un trait de scie dirigé de la racine du nez à *un centimètre au-dessous de l'apophyse mastoïde* coupe le nez, les maxillaires supérieurs, les branches de la mâchoire inférieure, séparant avec une surprenante facilité le crâne de la face. Quand la tête est dans une extension suffisante, ce trait arrive directement vers le tubercule de l'atlas.

Il est plus simple de scier ce tubercule que de s'étudier à désarticuler l'occipital.

La tête se détache facilement : je n'ai pas besoin d'insister.

On remarquera que cette énucléation, ou plutôt cette décortication du crâne, a laissé intacts la peau et les culs-de-sac de la conjonctive oculaire; il n'y a pas de plaie apparente sur la face.

Remplacer le crâne : On applique la partie antérieure du crâne ainsi enlevée sur une masse de terre à modeler : la forme du front s'y imprime et fait un creux dans lequel on coule séance tenante du plâtre ordinaire. Ce creux n'a pas besoin d'être très-profond : 6 à 8 centimètres suffisent. L'important, en effet, au point de vue de la ressemblance, c'est de reproduire la hauteur du front, la courbure et l'écartement des orbites. On relève le lambeau antérieur qui s'applique exactement sur ce moulage; les yeux se logent dans les trous qui répondent aux deux orbites, on relève alors le lambeau postérieur, on bourre le péricrâne, ainsi rapproché, avec des paquets de charpie ou d'étoupe et on fait une couture qui sera dissimulée presque en entier sous les cheveux et derrière les oreilles.

On peut, quand il s'agit d'une fracture n'intéressant pas l'étage antérieur, détacher du crâne le front et replacer ce front comme il vient d'être dit pour le moulage.

Quand on enlève le crâne et la face, la réparation est plus difficile et plus longue, mais elle est possible. Le moulage de la face n'est jamais parfait, il faut retoucher avec le couteau les cavités orbitaires, et l'important, au point de vue de la ressemblance, est de reproduire exactement non-seulement la hauteur du front et la forme des orbites, mais encore l'écartement des pommettes.

On scie les maxillaires supérieurs horizontalement au niveau du plan de la voûte palatine.

L'arcade alvéolaire que l'on rajuste, s'applique bien et tient suffisamment sur la partie inférieure du modelage fronto-facial, pour soutenir la lèvre supérieure.

Une pareille autopsie, néanmoins, ne donne jamais, quoi qu'on fasse, des résultats irréprochables, mais elle est praticable dans la majorité des cas.

Typographie Lahure, rue de Fleurus, 9, à Paris.

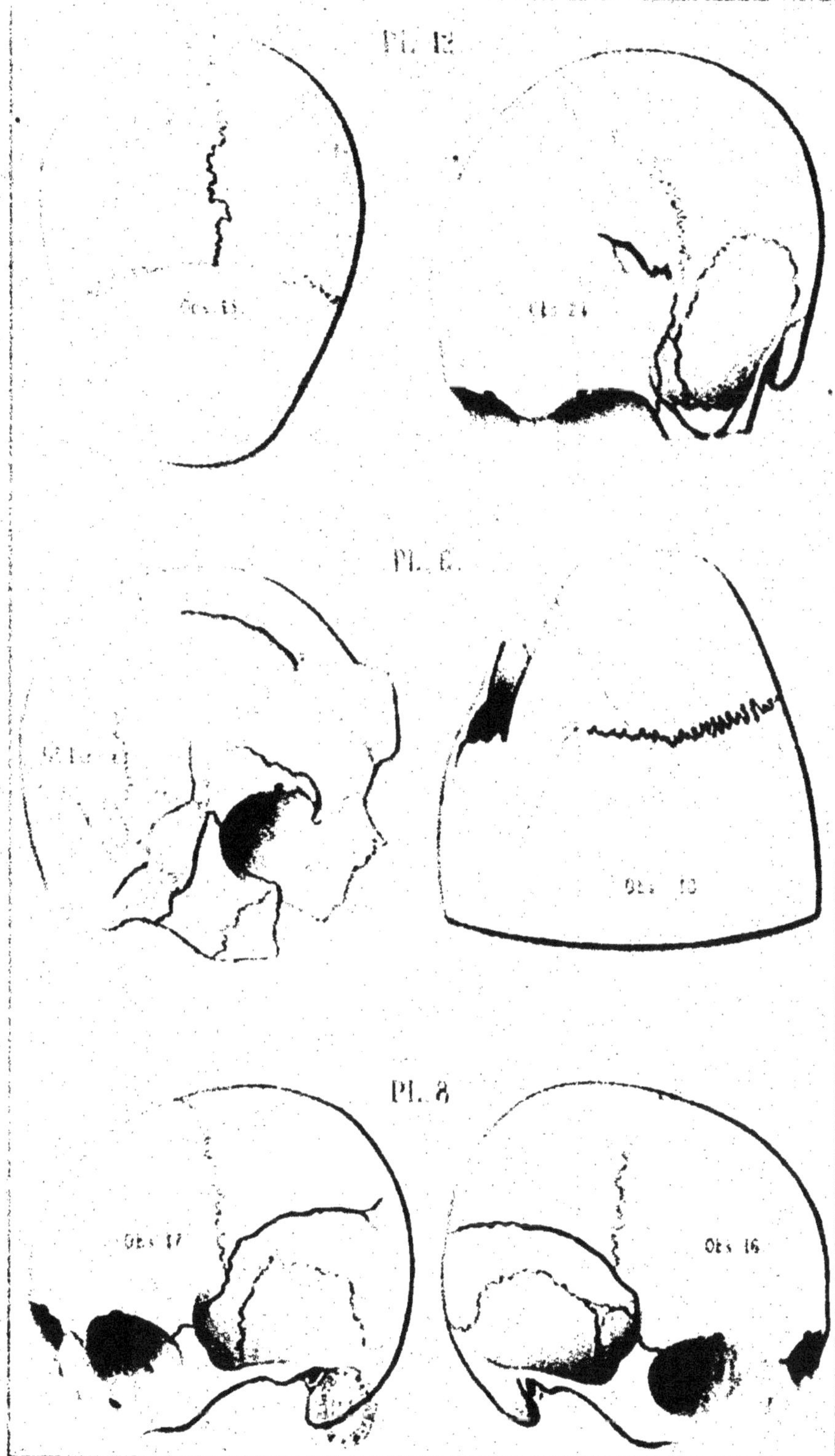

Imp. Aug. Bry à Paris

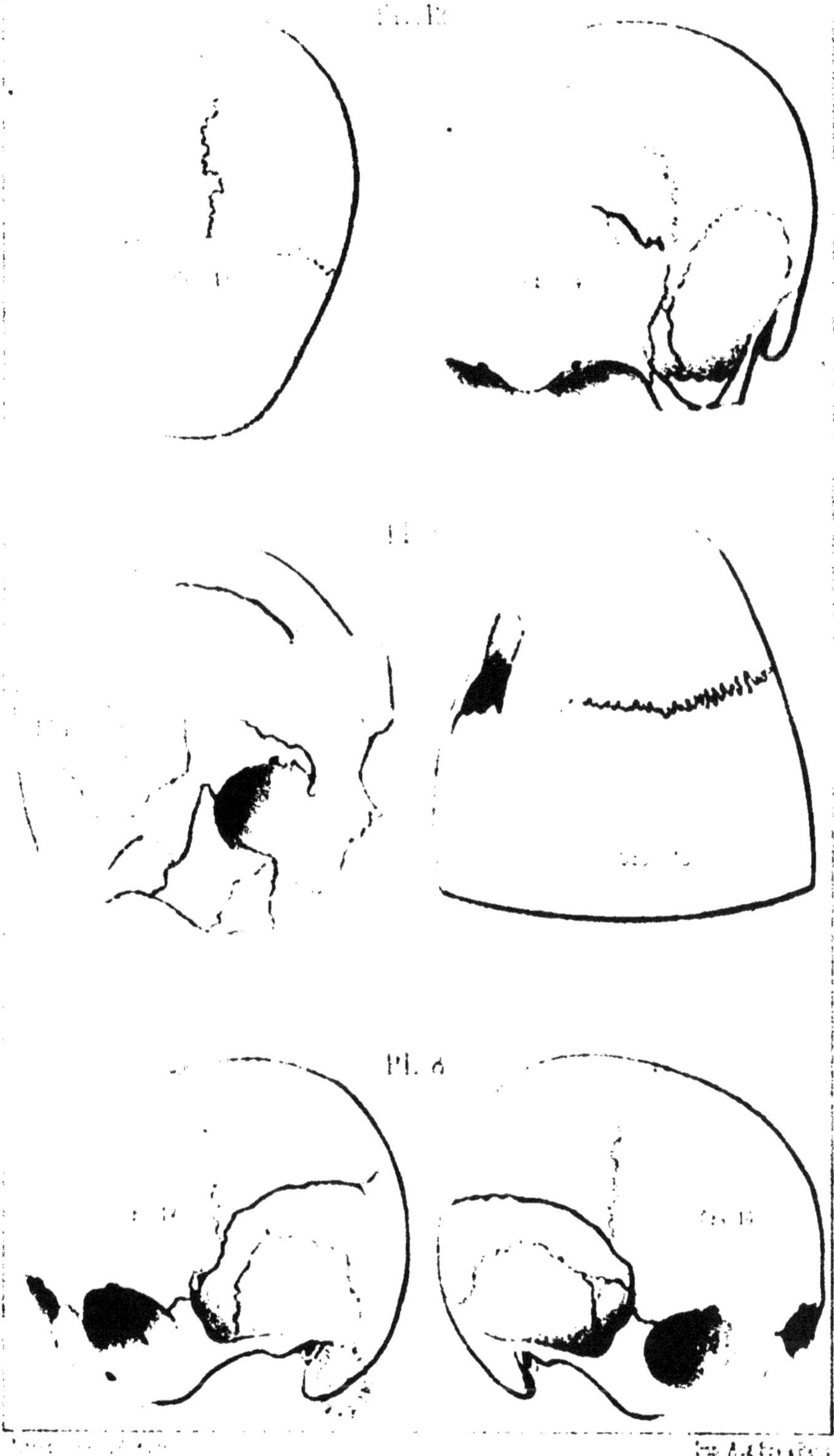

II.

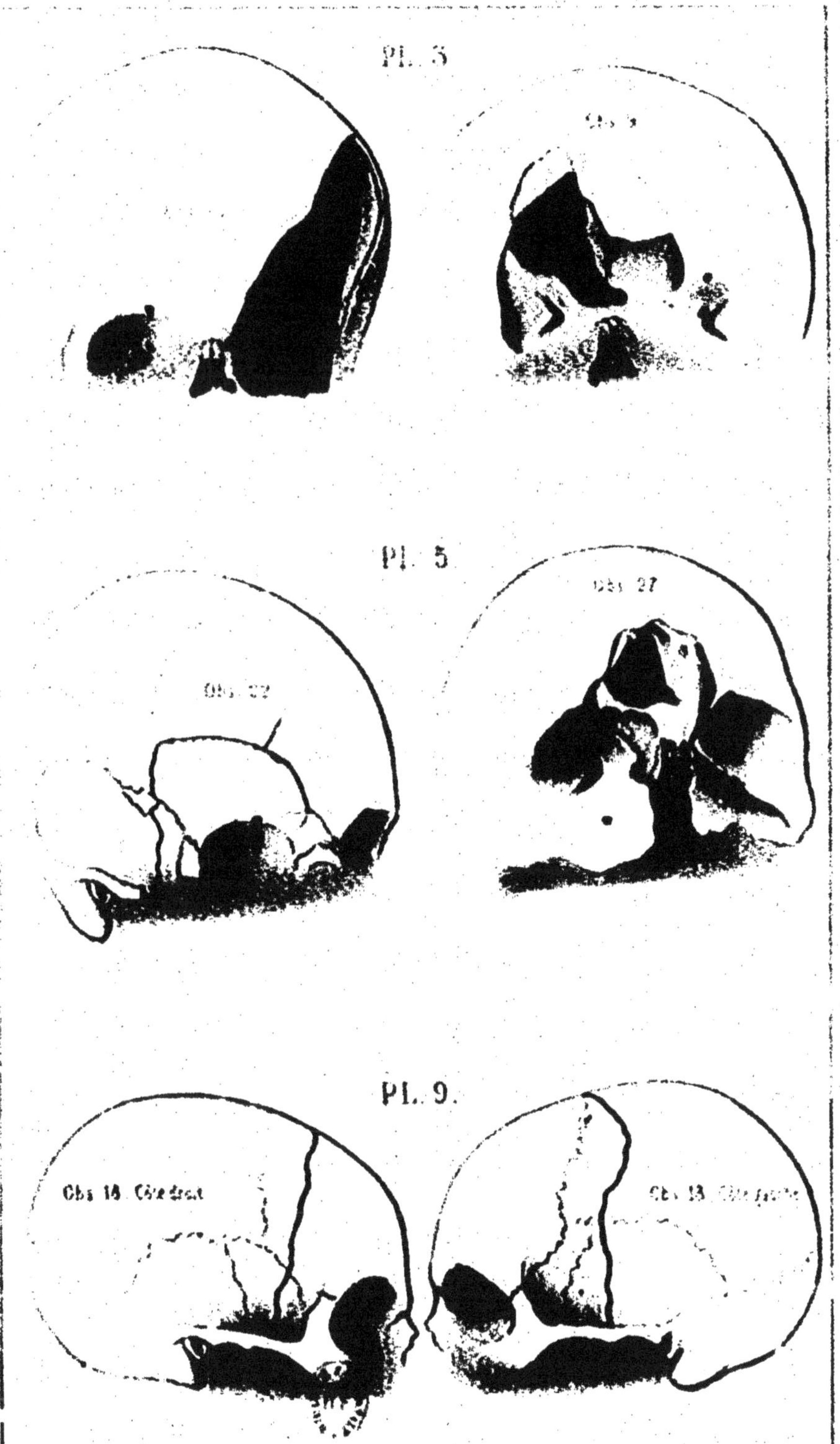

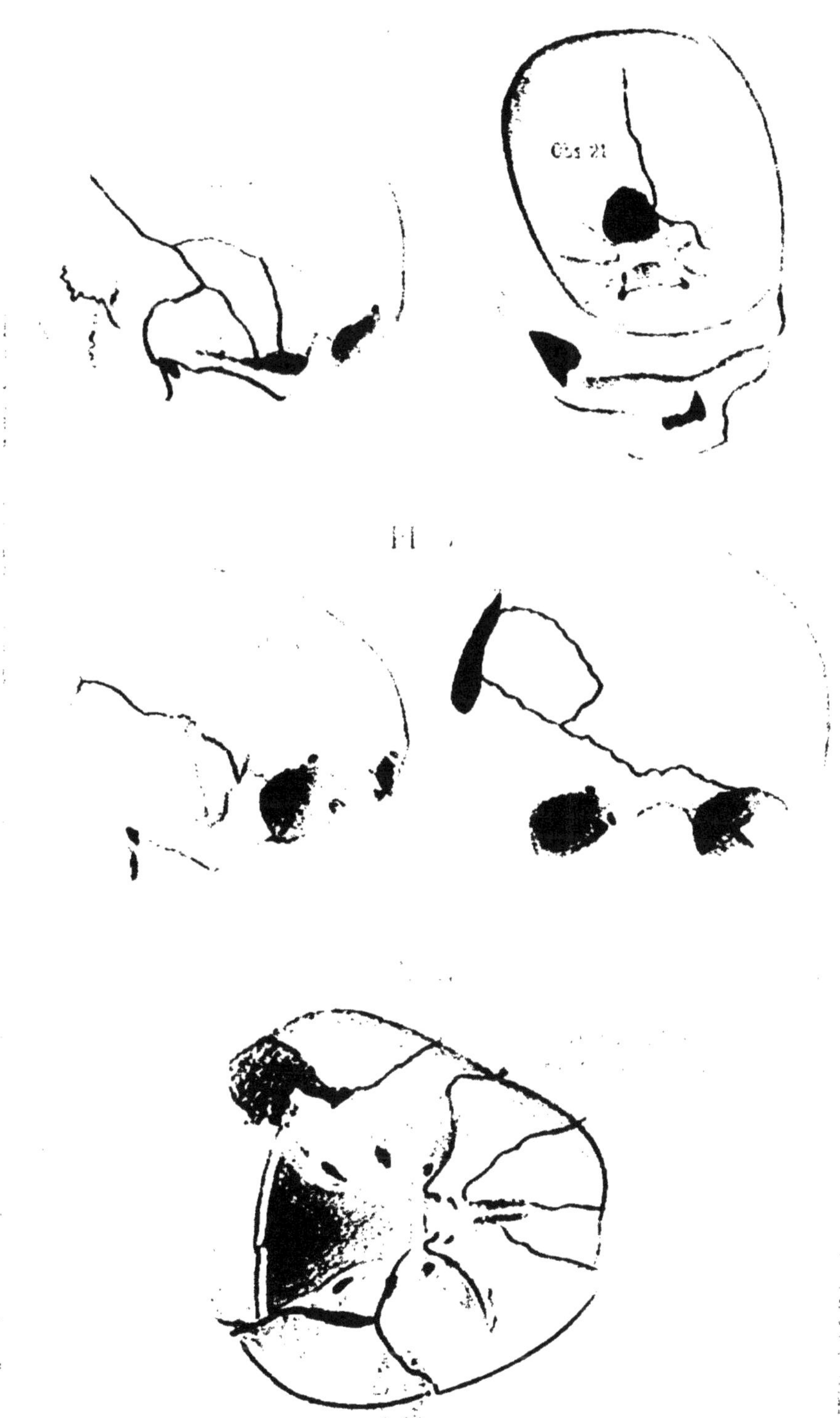
Obs 21

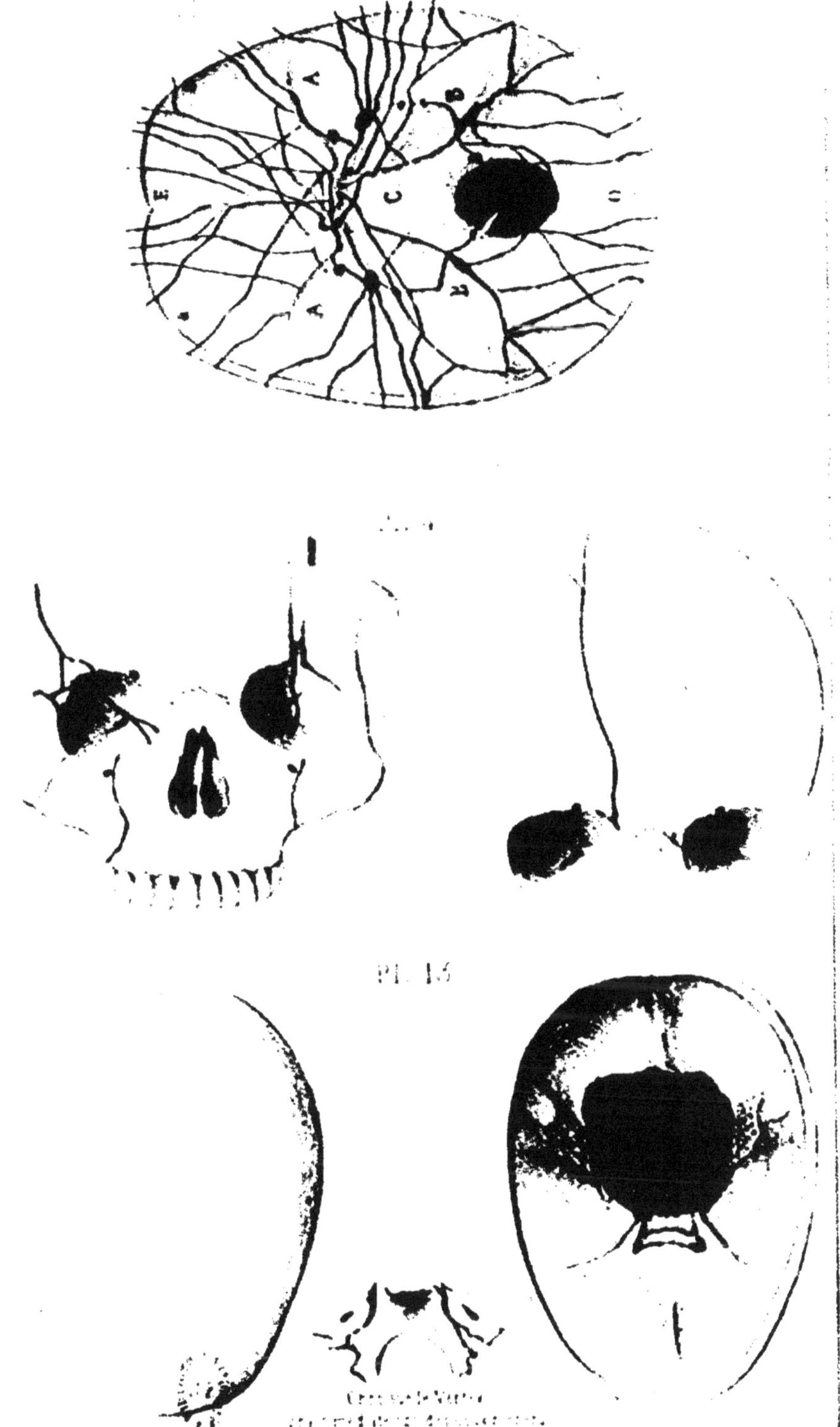
A
B
C
D
E
A
B
PL. 16

PARIS. — TYPOGRAPHIE LAHURE
Rue de Fleurus, 9

www.ingramcontent.com/pod-product-compliance
Ingram Content Group UK Ltd.
Pitfield, Milton Keynes, MK11 3LW, UK
UKHW051021210726
13857UKWH00007B/754

9 782011 948625